V

Alles über das weibliche Geschlecht

Josefine Britz & Iris Schmitt

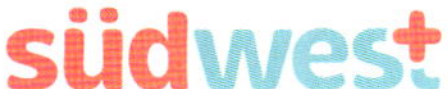

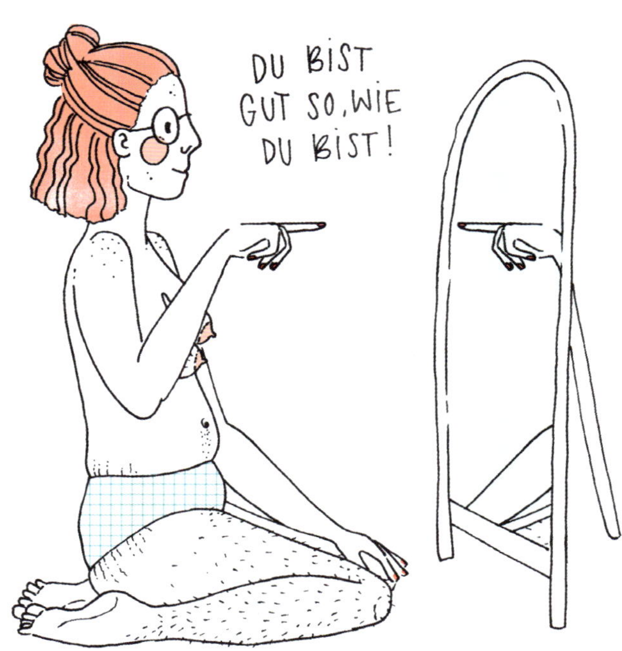
DU BIST
GUT SO, WIE
DU BIST!

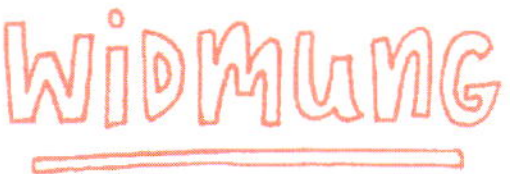

Für alle Vulven und die,
die sie lieben.

Und für mehr Vielfalt.

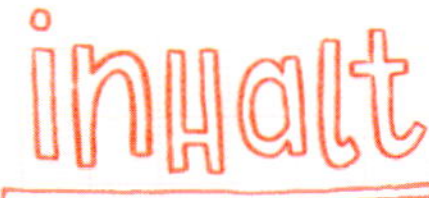

»Lach doch mal ...«

»Halt doch mal die Fresse!«

»Hast du deine **Tage**?!«

V WIE VORWEG

Einführung und Handhabung

„Fass da nicht hin, da unten ist doch gar nichts."

„Diese Slipeinlagen bieten Ihnen zuverlässigen Schutz und ein Gefühl der Frische, auch während ihrer Periode."

„Die Vagina der Frau wird feucht, damit der Penis des Mannes besser eindringen kann."

Diese drei Aussagen, denen Frauen in dieser oder ähnlicher Form im Alltag immer wieder begegnen, ergeben folgendes Bild über das weibliche Geschlechtsteil: Es ist ein schambehaftetes Areal des weiblichen Körpers (vielleicht sogar das schambehaftetste), dessen unangenehme Existenz im Verborgenen gehalten wird und dem die passive Rolle beim Geschlechtsverkehr zukommt.

Geht's noch? Hallo? So kann man das nicht mal im Entferntesten stehen lassen. Wir, Fine und Iris, zwei Kommunikationsdesignerinnen mit schamlosem Mundwerken, haben festgestellt, dass auch heute noch Peinlichkeit aufkommt, wenn von den weiblichen Geschlechtsteilen die Rede ist: Und das ist ein absolutes Unding.

Wir haben uns gefragt, wie es sein kann, dass ein Körperteil (denn das ist es letztlich, worum es hier geht – schick, dass sich aufgrund der Missstände damit locker ein ganzes Buch füllen lässt), dem immerhin Leben entspringt, so dermaßen klein gemacht und oft nicht einmal korrekt bezeichnet wird. Sein maskulines Pendant indessen kann nicht groß genug sein und wird auch noch lautstark beworben.

MEHR VULVA!

Aus kulturhistorischer Sicht betrachtet, hat sich die Einstellung gegenüber der weiblichen Geschlechtsmerkmale sowie der weiblichen Sexualität (trotz zunehmender Erkenntnisse über die Anatomie des weiblichen Körpers), von einigen kurzen Höhenflügen abgesehen, seit den Zeiten der Hexenverbrennung nicht wirklich verbessert. Was einst als mystisch, göttlich und lebensspendend galt, wird heute als peinlich, schmutzig und passiv in den Höschen verborgen.

Doch die Vulva muss von Schamgefühlen befreit werden und mehr Akzeptanz bekommen. Wir räumen mit bestehenden Vorurteilen auf, indem wir uns offen und detailliert mit allen (noch) prekären Themen rund um die Vulva auseinandersetzen. Damit wollen wir ein positives Bewusstsein für das weibliche Geschlechtsteil schaffen und durch unseren offenen Umgang euch, liebe Leser*innen, ebenfalls zum offenen Gespräch anregen. Aufklärung heißt das Zauberwort, denn nur so kann ein echter Perspektivenwandel erfolgen.

Da wir uns Vielfalt auf die Fahne geschrieben haben und es uns sehr wichtig ist, nicht nur unsere Standpunkte, Erfahrungen und Ideen in diesem Buch abzubilden, haben wir mit Hilfe einiger Umfragen ein breites Meinungsspektrum zusammengestellt. Die Antworten unserer Mädels zu vielen spannenden Themen sind jeweils mit ***Nachgefragt*** gekennzeichnet.

Da wir beide keine Wissenschaftlerinnen, Sexpertinnen oder Gynäkologinnen sind, haben wir natürlich mit Quellen gearbeitet, auf deren Basis einige Teile des Buches aufgebaut sind.

› Dieser kleine Pfeil deutet auf Quellen in Form von Literatur, Webadressen oder ähnlichem hin, die ihr am Seitenrand finden werdet.

x Ebenfalls am Rand verankert, mit einem kleinen x versehen, sind Begriffserklärungen.

! Praktischerweise finden dort auch noch zusätzliche türkis unterstrichene Randinformationen Platz, die in dieser Form im Buch auftauchen.

Zusätzlich haben wir neben unseren Umfragen mit weiteren lebenden Quellen gearbeitet, wie zum Beispiel einer Gynäkologin. Ihre medizinische Kompetenz und Tipps findet ihr auf gesonderten, farbig hinterlegten Seiten.

Zum Schluss bleibt eigentlich nur noch zu sagen:
Lasst euch verblüffen!
V wie verrucht, verrückt, verführerisch, verboten, vielseitig – wie Vulva!

V wie viel Spaß,

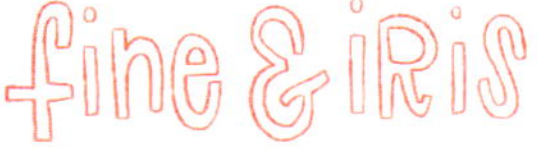

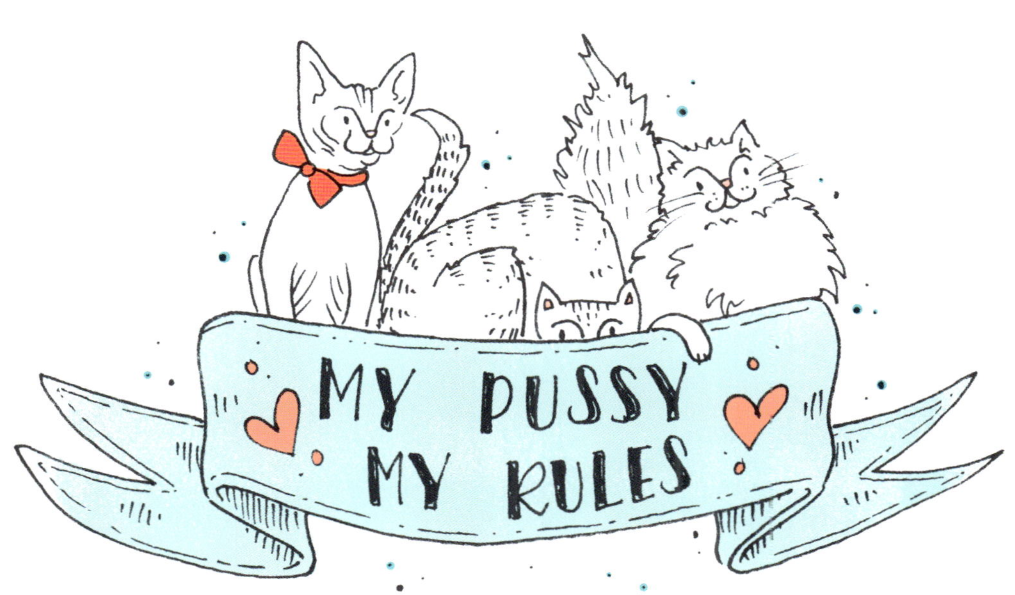
MY PUSSY
MY RULES

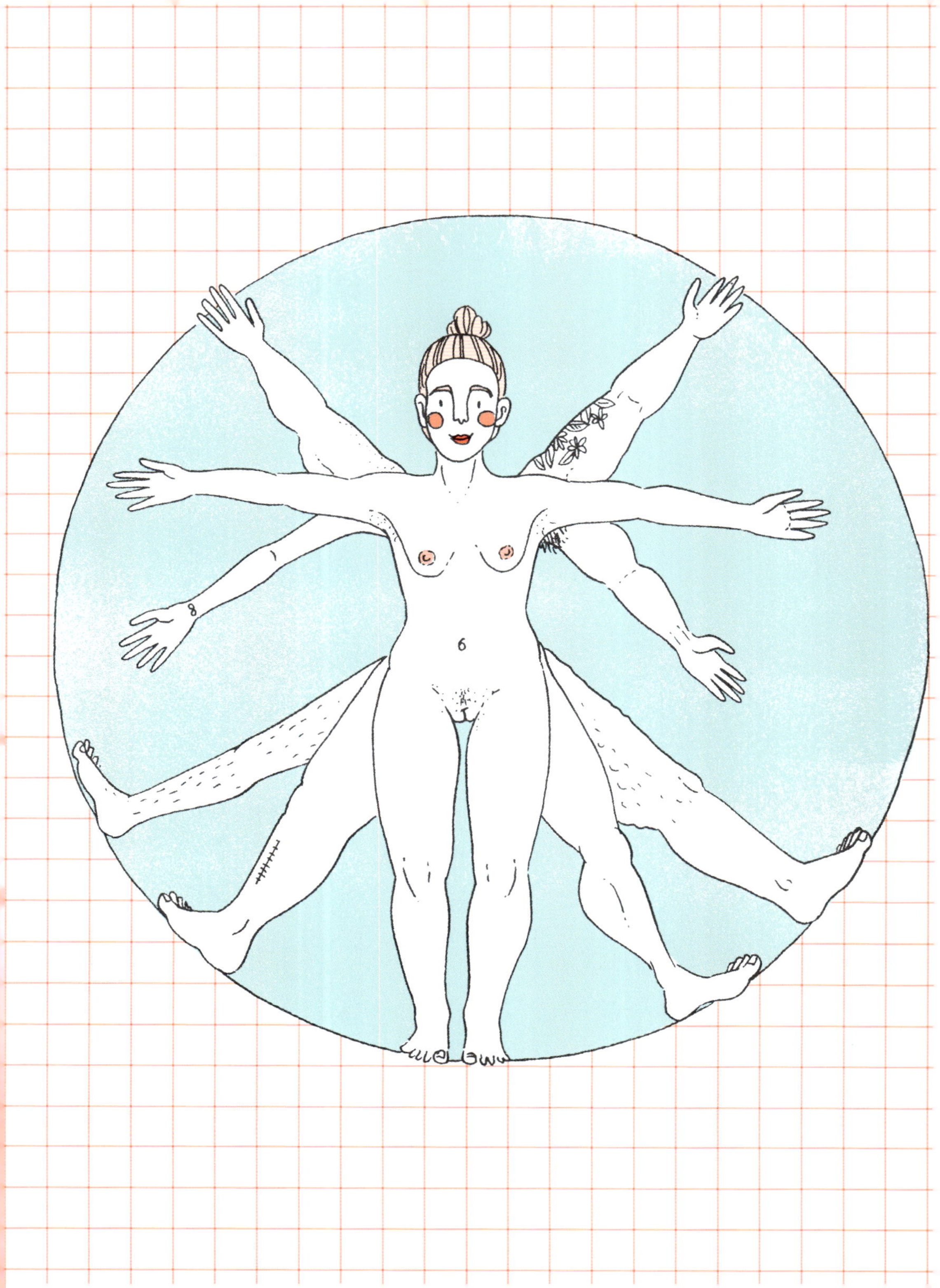

Kapitel Eins

V wie Vielfalt

012 – 035

V WIE VIELFALT

Über den Aufbau des weiblichen Körpers

Meine Schulzeit liegt noch gar nicht so lange zurück. Ich habe 2011 Abitur an einem katholischen Mädchengymnasium gemacht und ja, wir waren dort tatsächlich nur Mädels. Also neun Jahre geballte Östrogenpower.

„Wirklich? War das nicht total anstrengend?"

„Warum?"

„Naja, nur Mädchen, da gab es doch bestimmt nur Lästereien und ständig hatte irgendeine ihre Tage und hat rumgezickt."

Klar, genauso war es. Wenn ich an meine Schulzeit denke, habe ich mit Tampons und Binden vollgestopfte Rucksäcke im Kopf, blutverschmierte Toilettenkabinen, in denen hinterhältige Schülerinnen Intrigen spinnen und sich gegenseitig die Haare glätten, oder rivalisierende Mädels, die sich im Zweikampf im Matsch wälzend die Schuluniformen vom Leib reißen. So stellen es sich zumindest viele Männer, Frauen und Diverse vor, die offensichtlich nicht auf meine Schule gegangen sind. Und nein, es waren nicht nur Männer, die fantasievoll meinen Schulalltag beschrieben haben. Gut, den letzten Teil mit dem Schlamm-Catching habe ich mir mehr als einmal von verschiedenen Typen angehört, deren Augen und Penisse beim Erzählen immer größer wurden, aber den Teil mit den Intrigen und Lästereien haben meiner Erinnerung nach meistens Gesprächspartnerinnen zum Thema gemacht. Das mit den Hygieneartikeln hat alle interessiert. Dazu aber später mehr.

Worauf ich eigentlich hinaus will, das waren der Biologieunterricht und die Frage nach der Vulva. Ich weiß ja nicht, wie es dir geht, aber wenn ich an den Biologieunterricht und dabei speziell an Sexualkunde denke, dann habe ich sofort das Bild eines Uterus, also einer Gebärmutter, vor Augen. Eine plakative Frontalansicht, wie sie da mit ihren Eierstöcken, Eileitern und allem, was dazu gehört, im weiblichen Becken ruht und auf ihren Einsatz wartet. Das soll in keiner Weise abwertend klingen, denn ohne Uteri kein Leben, und der Vorgang, der mit der Vereinigung von Eizelle und Spermium beginnt und Leben entstehen lässt, ist ein Wunder der Natur. Doch häufig belässt man es in der Sexualkunde eben auch bei der Reproduktion. Mann und Frau küssen und streicheln sich, der Mann führt seinen steifen Penis in die feuchte Vagina der Frau ein, es folgt ein Spermien-Wettrennen, zack schwanger und nach neun Monaten ist das Baby da. So spielt das Leben.

DAS IST DIE VULVA

Was bei dieser Form der Aufklärung jedoch häufig zu kurz kommt, sind zunächst einfache Basisbegriffe wie die Benennung der Vulva. Ich nehme mich da nicht raus – ich habe selbst erst mit Mitte zwanzig erfahren, was eine Vulva ist und worin der Unterschied zur Vagina besteht. In Sexualkunde in der Schule ist mir dieser Begriff nie begegnet. Da hieß es eben: „Der Mann hat einen Penis, die Frau hat eine Vagina", fertig. Genauso wie ich das lange getan habe, glauben immer noch viele Frauen, dass Aussagen wie „Ich rasiere mir die Vagina jeden Tag unter der Dusche" oder „In der Sauna kann man wirklich viele Vaginas sehen" korrekt sind. Das stimmt so allerdings nicht, oder ist auf jeden Fall sehr unwahrscheinlich. Aus diesem Grund möchte ich dir an dieser Stelle die Vulva vorstellen!

!
Nicht die Vagina, sondern die Vulva ist das primäre Geschlechtsmerkmal einer Frau!

Die Vulva bezeichnet alles Sichtbare bzw. Außenliegende des weiblichen Genitals. Das sind mit dem Venushügel (Schamhügel) beginnend die äußeren Vulvalippen, die inneren Vulvalippen (jeweils auch Schamlippen oder Labien, lateinisch für "Lippen") und die Klitoris. Also alles, was bei einer Frau auf den ersten Blick zwischen den Beinen zu sehen ist, wenn sie nackt vor dem Spiegel steht. Die Vulva bildet das primäre Geschlechtsmerkmal einer Frau.

› *Katharina Stör, „Liebe deine Vulva"*

DER AUFBAU DER VULVA

Also der Reihe nach: Der Venushügel beginnt gleich unterhalb des Bauchs und bildet den Anfang des Genitalbereichs. Es handelt sich hierbei um ein Fettpolster, das von Frau zu Frau unterschiedlich stark ausgeprägt ist und dem Schutz des darunterliegenden Schambeins dient. Von dort aus erstrecken sich die äußeren Vulvalippen (auch große Vulvalippen genannt) nach links und rechts Richtung Vaginaleingang. Auch sie haben eine Schutzfunktion. Wie der Venushügel enthalten die äußeren Vulvalippen Fettgewebe und sind dazu da, die darunter liegenden empfindlichen kleinen Vulvalippen vor Reibung zu schützen. Form und Beschaffenheit variieren auch bei den äußeren Vulvalippen. Da sie an der Oberfläche aus normaler Oberhaut bestehen und mit Talg- und Schweißdrüsen ausgestattet sind, weisen sie auch die entsprechenden Eigenschaften auf. Sie können praller oder platter sein, straffer oder etwas hängend, mit viel Schamhaar oder weniger bedeckt sein und sogar Pickel oder Ekzeme bekommen. Die äußeren Vulvalippen variieren in Größe und Form oder sind asymmetrisch. Alles ganz normal!

› *Dr. med. Sheila de Liz, „Unverschämt"*

! *Wir sagen nein zur Schamlippe und ja zur Vulvalippe. Sorry but not sorry, Duden.*

Die inneren Vulvalippen (auch kleine Vulvalippen genannt) sind in ihrer Beschaffenheit deutlich dünner und auch viel empfindlicher,

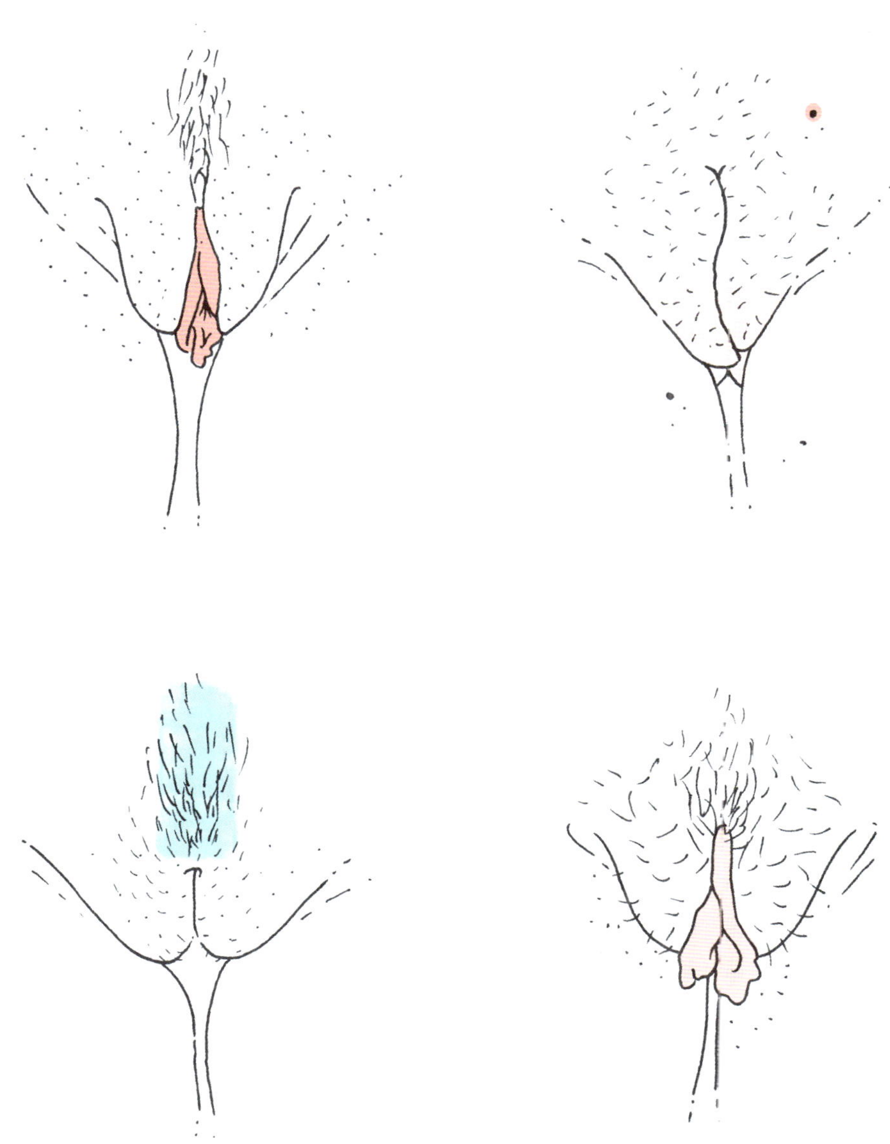

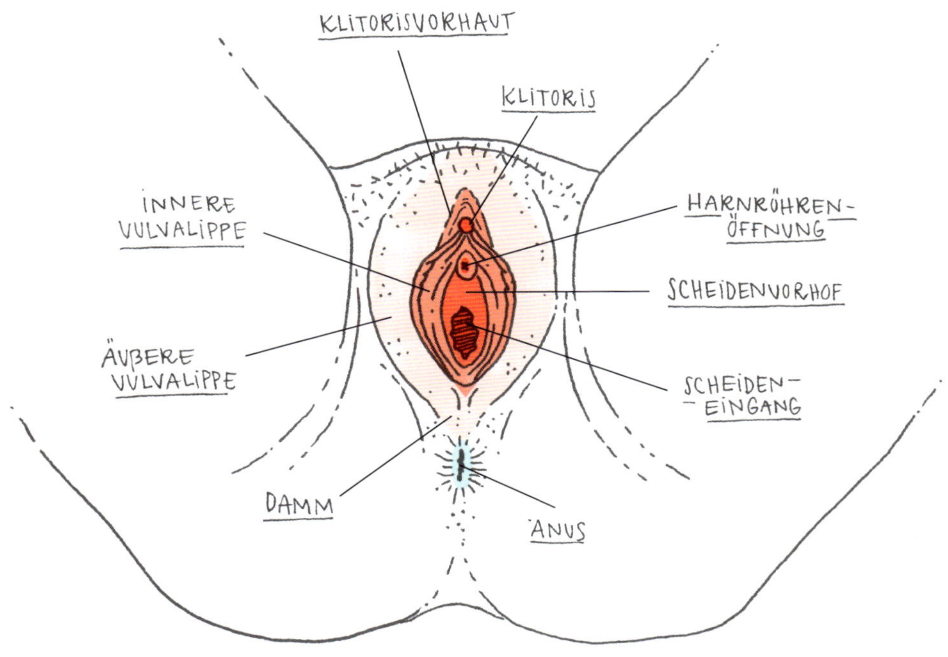
KLITORISVORHAUT
KLITORIS
INNERE VULVALIPPE
HARNRÖHREN-ÖFFNUNG
SCHEIDENVORHOF
ÄUßERE VULVALIPPE
SCHEIDEN-EINGANG
DAMM
ANUS

da sie nicht wie die äußeren Vulvalippen von normaler Haut umhüllt werden, sondern von einer Art Schleimhaut, wie sie zum Beispiel auch im Mund zu finden ist. Das macht sie um einiges sensibler und angreifbarer. Sind die inneren Vulvalippen wie bei über der Hälfte aller Frauen länger als die äußeren Vulvalippen und ragen an ihnen vorbei, kann es durchaus zum Wundwerden bei zu enger Kleidung kommen. Sie bevorzugen eine feuchte Umgebung und sind haarlos, ganz im Gegensatz zu ihren großen Schwestern. Auch bei Länge und Aussehen der inneren Vulvalippen gibt es wieder Unterschiede. Sie können glatt oder knittrig sein, breiter oder schmaler, unter den äußeren Vulvalippen verborgen oder eben länger als diese und auch asymmetrisch sein. Auch in Sachen Farbe zeigt sich eine breite Palette: Von leichtem Rosa über Brauntöne bis hin zu kräftigem Violett ist alles vertreten. Es ist auch nicht unüblich, dass die Farben der inneren Schamlippen changieren und zum Beispiel zum Rand hin dunkler werden.

› *Dr. med. Sheila de Liz, „Unverschämt"*

Die inneren Vulvalippen sind mit vielen Gefäßen und Nervenenden ausgestattet. Das macht sie äußerst sensibel, fast so sehr wie die Klitoris, auf die ich gleich noch zu sprechen komme. Die inneren Vulvalippen spielen eine wichtige Rolle, wenn es um sexuelle Erlebnisse geht. Sie zu berühren oder zu massieren kann zu fantastischen Gefühlen führen. Mehr zu diesem Thema im Kapitel V wie Verkehr. *160*

Nachgefragt

Viele Frauen hadern mit dem Aussehen ihrer Vulva, insbesondere mit dem ihrer inneren Vulvalippen. Sie empfinden diese als unästhetisch, vor allem wenn sie unter den äußeren Vulvalippen hervorkommen. Nicht wenige Frauen ziehen eine operative Verkürzung in

Betracht, damit sie bündig mit den äußeren Vulvalippen abschließen und man sie nicht mehr sieht. Ein solcher kosmetischer Eingriff ist allerdings mit Risiken verbunden. Wird zu viel Gewebe entfernt, kann es in schlimmen Fällen dazu führen, dass die Patientin konstant Schmerzen beim Sex hat. Außerdem sind Nachblutungen und Wundheilungsstörungen keine Seltenheit.

Wir haben Frauen in unserem Umfeld befragt, ob sie ihre Vulva schon einmal untersucht haben und was sie ihrem Geschlechtsteil gegenüber empfinden. Hast du dir deine Vulva eigentlich schonmal genauer angeschaut?

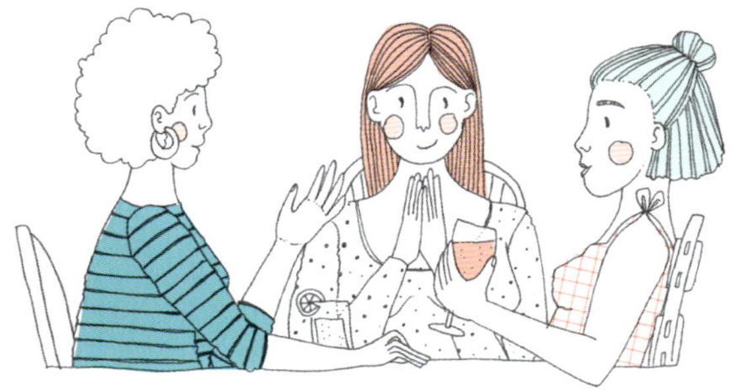

Hast du dein Geschlechtsteil schon mal näher betrachtet?

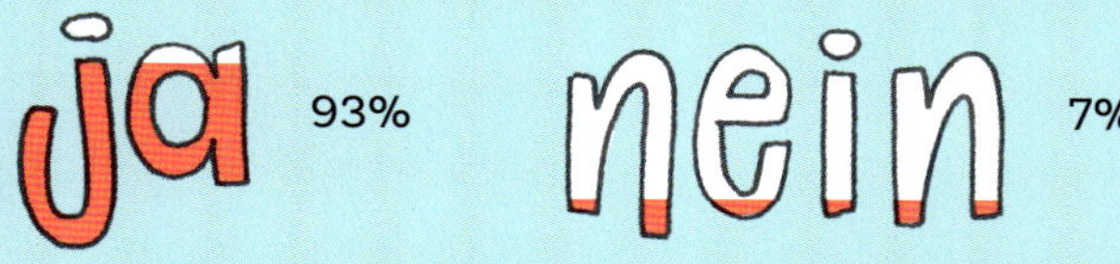

*von 302 befragten Frauen im Zuge einer Umfrage

Wenn ja, wie empfandest du dein Geschlechtsteil?

18,5%	Richtig schön
38,6%	voll okay
33,6%	nicht so toll
9,3%	geht gar nicht

*von 302 befragten Frauen im Zuge einer Umfrage

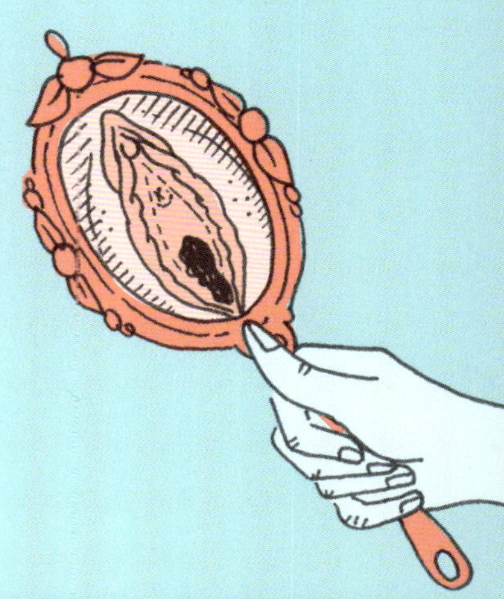

Kleiner Exkurs: Intime Makellosigkeit

Mehr als 2000 Frauen lassen sich in Deutschland pro Jahr die inneren Vulvalippen verkleinern. Warum nehmen so viele Frauen Schmerzen und die Risiken einer Operation und eine Rechnung von 2000 - 4000 Euro in Kauf, die sie in den allermeisten Fällen aus eigener Tasche bezahlen müssen? Nun, weil die Vulva für die Gesellschaft zwar immer noch mehr oder weniger ein Tabuthema darstellt, jedoch gleichzeitig ästhetischen Normen unterliegt.

Das Phänomen des makellosen Aussehens – glatt, abgerundet und wie aus einem Guss – hat sich von anderen Körperteilen wie Bauch, Beinen und Po auch auf die Vulva übertragen. Das Skulpturale als ästhetisch zu empfinden, entspricht also einem allgemeinen Ideal, vor dem auch die Vulva nicht geschützt ist. Der Kahlschlag durch den Trend der kompletten Intimrasur machte einen freien Blick auf die Vulva möglich. Dieser „neu" entdeckte Körperbereich sich fortan für Optimierungen an. Da ein jugendlicher Körper in jedem Alter als erstrebenswert und attraktiv gilt, hat die Vulva bitte auch zu jeder Zeit straff und fehlerfrei zu sein. Herausschauende innere Vulvalippen wollen da nicht ins Bild passen, also wird man sie zugunsten einer perfekten Designer-Vulva ganz einfach los. Eine gewisse Öffentlichkeit erlangten Vulven mit kindlichem Look auch durch ihre Zurschaustellung in der Pornographie. Die Darstellerinnen sahen sich plötzlich mit dem Problem konfrontiert, dass ihre Genitalien nun gänzlich freigelegt bis zur letzten Falte sichtbar waren. Um eben jenem gesellschaftlichen Drang nach makelloser Perfektion in Bezug auf den eigenen Körper nachzukommen, strebten auch sie eine Optimierung ihres vermeintlich unvollkommenen Körpers an.

Eigentlich war der Trend zur in sich geschlossenen Vulva schon viel früher zu vermerken. Schaut man sich beispielsweise Kunst aus der Renaissance und des Mittelalters an, wird man nicht ein einziges Mal auf lange innere Vulvalippen stoßen.

Eine Vulvalippenverkleinerung aus rein kosmetischen Gründen hat schon vielen Frauen geholfen, sich besser und selbstsicherer zu fühlen. Auf ihren Websites brüsten sich Chirurg*innen auch damit, dass ihre Patientinnen durch die OP ein besseres Körpergefühl und mehr Selbstvertrauen erlangen. Es stellt sich allerdings die Frage, ob nicht eine detaillierte Aufklärung im Vorhinein die ein oder andere Operation überflüssig machen könnte. Denn eines mag wohl die meisten Betroffenen verbinden: die Unsicherheit darüber, nicht zu wissen, was alles „normal" ist und eine negative Bewertung von Körperteilen, die angeblich nicht „der Norm" entsprechen. Wenn man nicht weiß, was alles normal ist und die Gesellschaft, wie in vielen anderen Bereichen auch, nur eine Idealvorstellung favorisiert, dann fühlt man sich gezwungenermaßen mit optisch abweichenden Genitalien anders und im schlimmsten Fall „nicht richtig". Dem liegt natürlich zugrunde, dass man davon ausgeht, dass es „Normales" in Bezug auf Menschen überhaupt gibt. Was ist schon normal, was ist es nicht? Normalsein verspricht eine gewisse Sicherheit, weshalb es einem Normal oder besser gesagt einer Norm bedarf, an der sich orientiert werden kann. Auch hier muss ich noch einmal auf das Beispiel der schulischen Sexualkunde zurückgreifen. Gerade zu dieser Zeit, zu der viele Schüler*innen wohl zum ersten Mal offen mit dem Thema Sex in Berührung kommen, ist es unumgänglich zu zeigen, welche genitale Vielfalt es gibt. Die Einförmigkeit, die in den Schulbüchern herrscht, ist irreführend und nicht korrekt. Die immer wiederkehrende Darstellung der geschlossenen „Muschel" als weibliches Genital suggeriert, dass eine normkonforme Vulva genauso auszusehen hat wie abgebildet, da keine Alternativen abgebildet werden. Damit deckt ein Biologiebuch nicht die

Bandbreite an Vulven ab, da, wie eben schon erwähnt, bei über der Hälfte aller Frauen die inneren Vulvalippen länger sind als die äußeren. Die gesellschaftlichen Idealvorstellungen zu überdenken scheint mir der richtige Weg zu sein, um Frauen Scham und die Notwendigkeit einer Operation zu ersparen. Mädchen und Frauen sollen wissen, dass im Bereich der Vulva alles in Ordnung ist und nur eine Minderheit an Frauen eine geschlossene „Muschel" besitzt.

DAS IST DIE VAGINA

Die Vagina, auch Scheide genannt, beginnt mit dem Eingang ins Innere des weiblichen Körpers und endet am Gebärmutterhals. Mit Vagina wird also der etwa sieben bis zehn Zentimeter lange Muskelschlauch bezeichnet, in den Tampons, Finger, Penisse und mehr eingeführt werden können und über den umgekehrt Menstruationsblut oder ein Baby bei der Geburt von der Gebärmutter nach außen gelangen.

› Brochmann/Støkken Dahl, „Viva la Vagina"

Im Ruhezustand ist dieser vaginale Schlauch zusammengepresst, weswegen auch Tampons ohne Weiteres halten und beim Schwimmen kein Wasser in unser Inneres gelangen kann. Die Vagina ist ebenfalls von Muskeln umgeben, die die so genannte Beckenbodenmuskulatur bilden. Bei sexueller Erregung dehnen sich Vagina und Beckenbodenmuskulatur aus. Hier kommt noch einmal der Sexualkundeunterricht zur Sprache. „Die Vagina wird feucht, damit der Penis des Mannes besser eindringen kann." Nein, denn die Vagina ist immer feucht. Die Innenseite der Vagina ist von einer feuchten Schleimhaut bedeckt, die bei sexueller Erregung noch feuchter wird. Ein Großteil dieser Feuchtigkeit dringt aus dem Körperinneren durch die Scheidenwand. Bei sexueller Erregung wird der Genitalbereich stärker durchblutet, was zur Folge hat, dass vermehrt Flüssigkeit durch die Scheidenwand

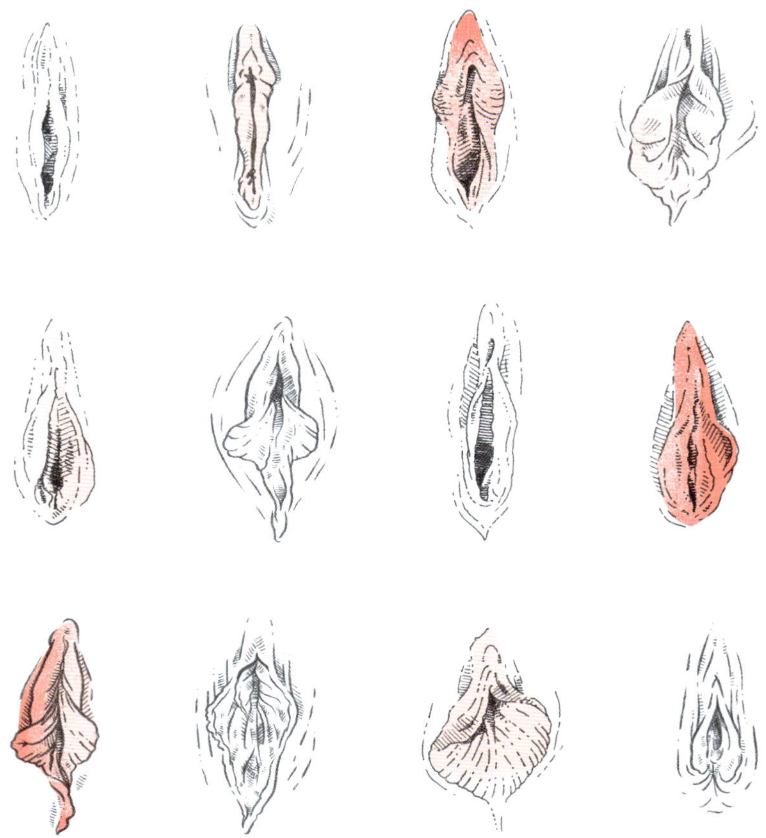

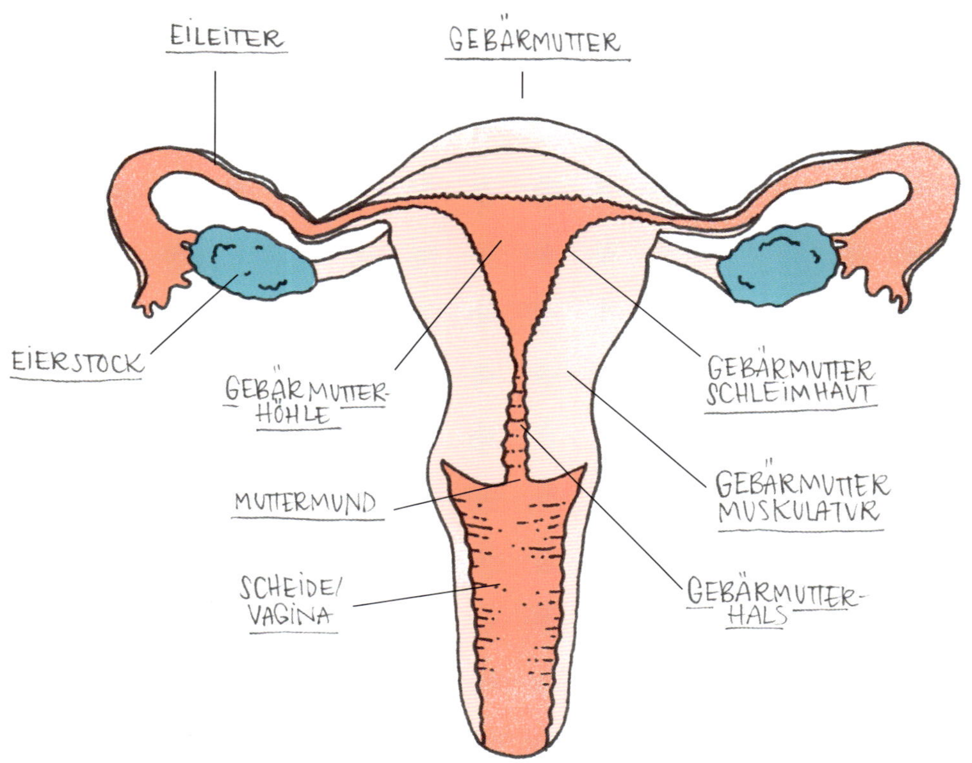
EILEITER
GEBÄRMUTTER
EIERSTOCK
GEBÄRMUTTER-HÖHLE
GEBÄRMUTTER SCHLEIMHAUT
GEBÄRMUTTER MUSKULATUR
MUTTERMUND
SCHEIDE/ VAGINA
GEBÄRMUTTER-HALS

dringt. Diese Flüssigkeit hat die Aufgabe, die Reibung in der Vagina bei penetrativem Sex zu verringern und sie somit vor Verletzungen zu schützen. Allerdings ist es keinesfalls ungewöhnlich, dass nach dem Sex kleine Risse in der Scheidenwand zurückbleiben, die mitunter auch etwas bluten können. Das führt zu einem wunden Gefühl, das Frauen nach dem Sex verspüren können. Die Scheidenwand versorgt sich in diesem Fall aber selbst, also kein Grund zur Panik.

Hinzu kommen zwei Drüsen links und rechts der Scheidenöffnung, Bartholin-Drüsen oder auch Scheidenvorhofdrüsen genannt. Sie produzieren ein schleimähnliches Sekret, das die Scheidenöffnung zusätzlich feucht hält.
Oberhalb der Scheidenöffnung befindet sich knapp oben darüber die Harnröhrenöffnung. Frauen pinkeln nicht aus der Vagina, anders bei Männern, die eine Röhre für beides, Sperma und Urin, benutzen.

DAS HYMEN - KEIN KEUSCHHEITSGÜRTEL

Eine so kleine Haut, die für so viel Drama und in schlimmen Fällen für weitaus mehr als das sorgen kann. Das Hymen, die griechische Bezeichnung für Jungfernhäutchen, ist eine dünne und kreisförmige Membran am Eingang der Vagina. Wie die Vulva kann es die unterschiedlichsten Ausformungen zeigen, von glatt über wellig bis gezackt und von rosa bis dunkelrot.
An dieser Stelle möchte ich zwei Vorurteile beseitigen, die für Frauen auf der ganzen Welt schon zu teils katastrophalen Folgen geführt haben. Erstens: Ob das Jungfernhäutchen noch ganz ist oder nicht, sagt absolut NICHTS darüber aus, ob eine Frau schon Sex hatte. Niemand, nicht einmal eine Frauenärztin oder ein Frauenarzt kann

das anhand dieses vaginalen Saumes feststellen. Das Jungfernhäutchen kann schon beim Einführen eines Tampons reißen oder beim Sport und es kann auch nach mehrfachem penetrativen Sex noch ganz sein. Das hängt ganz von seiner Beschaffenheit ab, die mehr oder weniger elastisch oder straff sein kann. Das Jungfernhäutchen trägt – wie andere Teile des weiblichen Geschlechtsteils – daher einen irreführenden Namen. Mit Jungfräulichkeit hat es rein gar nichts zu tun. Entwicklungsgeschichtlich betrachtet diente es wohl eher dazu, Frauen vor Kälte und Bakterien schützen, als es weder Unterwäsche noch moderne Hygienestandards gab. Heute, mit Unterwäsche und einem Bewusstsein für Hygiene ausgestattet (auf

› Katharina Stör, „Liebe deine Vulva“

036 Hygieneartikel für Vulva und Vagina komme ich im Kapitel V wie Vulkan noch zu sprechen), ist das Hymen mehr oder weniger überflüssig. Und um nochmal auf den irreführenden Namen zurückzukommen. In Schweden wird es bereits „vaginale Korona“ genannt, also vaginale Krone. Diese Bezeichnung ist, wie Katharina Stör es treffend formuliert, zwar immer noch maximal überbewertet, hat aber immerhin nichts mehr mit Jungfräulichkeit zu tun.

Das zweite Vorurteil, das dringend aus der Welt geschafft werden muss, baut auf dem vorangegangenen Vorurteil auf. Wir erinnern uns: Das Hymen reißt nicht zwangsläufig beim Sex. Die Annahme, dass alle Frauen beim ersten penetrativen Sex bluten müssen, weil das Hymen reißt, ist demnach ebenfalls falsch. Das passiert zwar bei etwa der Hälfte aller Frauen, bedeutet aber umgekehrt, dass jede zweite Frau beim ersten Mal nicht blutet. Das Bluten als Beweis der Jungfräulichkeit einer Frau zu sehen, ist absoluter Schwachsinn. Das Hymen ist kein Frischesiegel. Es kann, wie gesagt, äußerst elastisch sein und durch das Eindringen eines Penis in die Vagina sehr gedehnt werden, danach aber wieder in seine ursprüngliche Form zurückkehren. Der Irrglaube, anhand von Blut die Jungfräulichkeit nachweisen zu können, führt in einigen Kulturen zu enormen Problemen für Frauen.

HALLO KLITORIS

Der erste moderne Kühlschrank kam 1834 auf den Markt. Das war ein großer Fortschritt, denn mit ihm ließen sich Lebensmittel viel länger sicher lagern, was der Gesundheit dienlich war. 1969 landeten die ersten Menschen auf dem Mond und Neil Armstrong machte den berühmten großen Schritt für die Menschheit. 1998 schließlich entdeckte die Urologin Helen O'Connell vom Royal Melbourne Hospital in Australien, dass die Klitoris mehr als der kleine sichtbare Kitzler ist und das tatsächliche Organ bis zu zehn Zentimeter lang sein kann. Bis dahin wurden Kühlschränke zum Laufen und Menschen zum Mond gebracht, ein Organ aber trotz was weiß ich wie vielen Sezierungen im Laufe der Zeit übersehen. Klasse!

Das ist sie, die Klitoris in vollem möglichen Ausmaß. Mittlerweile oft treffend als Spitze des Eisbergs beschrieben, ist der Kitzler „nur" der kleine, äußerlich sichtbare Teil der Klitoris. Das gesamte Organ erstreckt sich im Unterleib bis ins Becken und bildet dort einen ganz eigenen Komplex, der nur für eins zuständig ist: den Orgasmus. Die Klitoris ist sozusagen das weibliche Orgasmusorgan – wie abgefahren ist das denn bitte? Frauen verfügen über ein Organ, dass einzig und allein dazu da ist, um damit Spaß zu haben.

› Brochmann/Støkken Dahl, „Viva la Vagina"

Doch eins nach dem anderen. Der Kitzler, auch Klitoriskopf oder Klitoriseichel genannt, sitzt oberhalb der Scheiden- und der Harnröhrenöffnung, dort, wo die inneren Vulvalippen zusammenlaufen, und kann zwischen 0,5 und 3,5 Zentimeter groß sein. Bei manchen Frauen ist er mehr zu sehen, bei anderen weniger oder gar nicht, da er sich auch (teilweise) unter einer kleinen Haube verstecken kann. Weiter ins Innere geblickt, breitet sich die Klitoris wie ein umgedrehtes Y im Unterleib aus. Den Teil der Klitoris, der bereits verborgen im Inneren des Körpers an den Kitzler anschließt und sich leicht nach unten krümmt, nennt man den Schaft. Dieser teilt sich wiederum in zwei Schenkel, die etwa 8 bis 9 Zentimeter lang und jeweils mit einem zwiebelförmigen Schwellkörper ausgestattet sind. All das zusammengenommen nennt man den Klitoriskomplex oder auch das klitorale Organ.

Die Klitorisschenkel mit ihren Schwellkörpern, den Bulbi vestibuli, verlaufen beiderseits der Vulva unter den Vulvalippen verborgen und sitzen rittlings auf Harnröhre und Vagina. Der Klitoriskomplex, der aus schwammähnlichen Strukturen besteht, füllt sich bei sexueller Erregung mit Blut und kann bis auf die doppelte Größe anschwellen. Durch diese innere Vergrößerung kann auch die Vulva größer aussehen. Außerdem nehmen die inneren Vulvalippen und das Vestibulum, kurz für Vestibulum vaginae, also den Teil zwischen den inneren Vulvalippen, durch das eingeströmte Blut eine dunklere Farbe an. Durch das Anschwellen des Klitoriskomplexes wird die Vagina „zusammengedrückt". Außerdem beschreibt die Gynäkologin Odile Buisson, dass die seitlichen Vaginalwände bereits in die Schwellkörper der Klitoris übergehen, was bedeutet, dass die Vagina zum Teil auch zum Klitoriskomplex gehört. Bei Penetration durch einen Penis pumpt dieser nun noch mehr Blut in die Schwellkörper der Klitoris, was zur Steigerung des weiblichen Lustempfindens führt und die Vagina noch enger

› Liv Strömquist, „Der Ursprung der Welt"

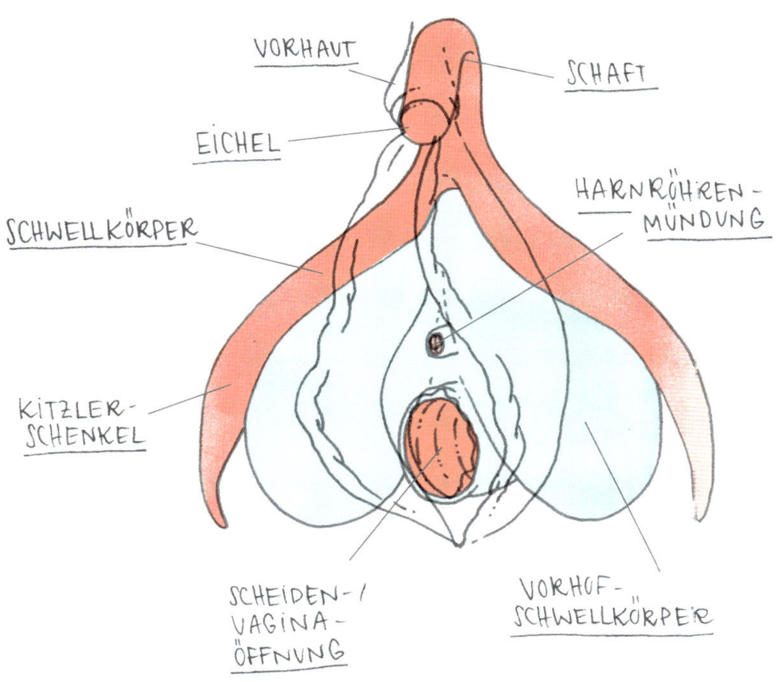
VORHAUT
SCHAFT
EICHEL
HARNRÖHREN-
MÜNDUNG
SCHWELLKÖRPER
KITZLER-
SCHENKEL
SCHEIDEN-/
VAGINA-
ÖFFNUNG
VORHOF-
SCHWELLKÖRPER

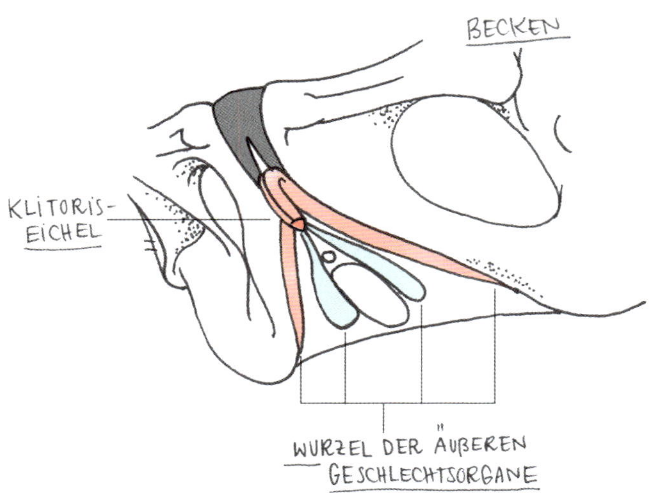
BECKEN
KLITORIS-
EICHEL
WURZEL DER ÄUßEREN
GESCHLECHTSORGANE

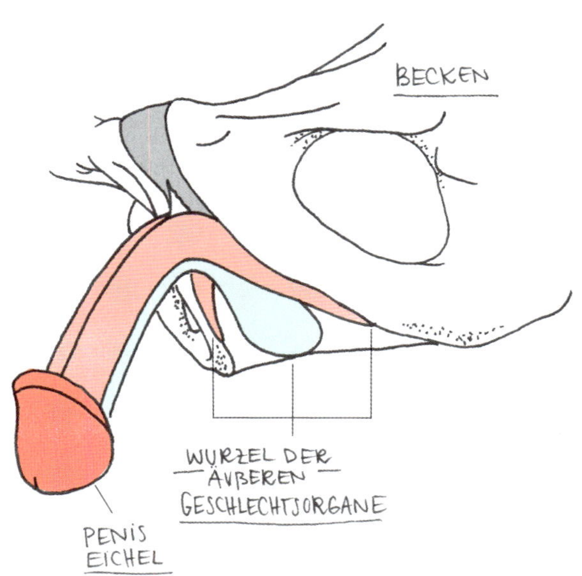
BECKEN
WURZEL DER
ÄUßEREN
GESCHLECHTSORGANE
PENIS
EICHEL

macht, was wiederum zu angenehmen Gefühlen für die Schwellkörper des Penis führt. An dieser Stelle verweise ich auf das Kapitel V wie Ver- 160
kehr, wo wir uns mit vaginalen und klitoralen Orgasmen beschäftigen, zu diesen Themen also später mehr.

Apropos Penis. Die gern verwendete Analogie, wonach die weiblichen Genitalien nach innen gestülpte männliche Genitalien und speziell der Kitzler ein Mini-Penis ist, wird allein durch den Fakt zunichte gemacht, dass eben jener weibliche Mini-Penis über 8000 Nervenenden enthält und damit das „männliche Vorbild" ganz geschmeidig auf Platz zwei verweist. Dieses kann mit einigen hundert Nervenenden nicht annähernd an das weibliche Spaßorgan heranreichen. Der Spieß wird hier eigentlich umgedreht.
Insgesamt sind der männliche Penis und die weibliche Klitoris durchaus sehr ähnlich aufgebaut, was Form und Funktion der beiden Organe angeht. Die Grundstruktur ist bei beiden die gleiche: Beide bestehen aus Schwellkörpern, die sich bei Erregung mit Blut füllen, anschwellen, größer werden und sich aufrichten (auch der Kitzler richtet sich auf!). Beide besitzen eine Eichel, in der die eben erwähnten Nervenenden zusammenlaufen und beide Eicheln laufen in einen Schaft über. Man kann durchaus von zwei unterschiedlichen Ausführungen des gleichen Organs sprechen. Mädchen- und Jungenembryonen haben bis etwa zur 12. Schwangerschaftswoche einen identischen Genitalbereich, der einen Genitalhöcker aufweist und sich im weiteren Verlauf der Schwangerschaft entweder zu einem weiblichen oder zu einem männlichen Geschlechtsorgan entwickeln kann, oder gelegentlich auch zu etwas dazwischen.

Kleiner Exkurs: Die Klitoris ist kein Rubbellos

Durch ihre über 8000 Nervenenden ist die Klitoris noch um einiges sensibler als die männliche Eichel. Ihre hohe Empfindlichkeit kann bei Stimulation zu ungeahnter Lust führen, bei Überstrapazierung aber auch schnell zu Schmerz und Taubheit. Die Klitoris als Lustknopf der Frau zu sehen ist demnach nur bedingt zu empfehlen; sie wie einen Fahrstuhlknopf immer öfter und fester zu drücken, weil sich im ersten Moment nichts tut, funktioniert erstens nicht und verursacht zweitens für die Frau mehr Schmerz als Freude. Auch wildes, ungesteuertes Rubbeln führt nur selten zu einem befriedigenden Ergebnis. Langanhaltender Druck kann im Gegenteil dazu führen, dass die Nervenenden taub werden und sie keine Signale mehr an das Gehirn senden; die Frau spürt dann gar nichts mehr, oder es fühlt sich nur noch unangenehm für sie an. Hier sind Gefühl und Kommunikation gefragt.

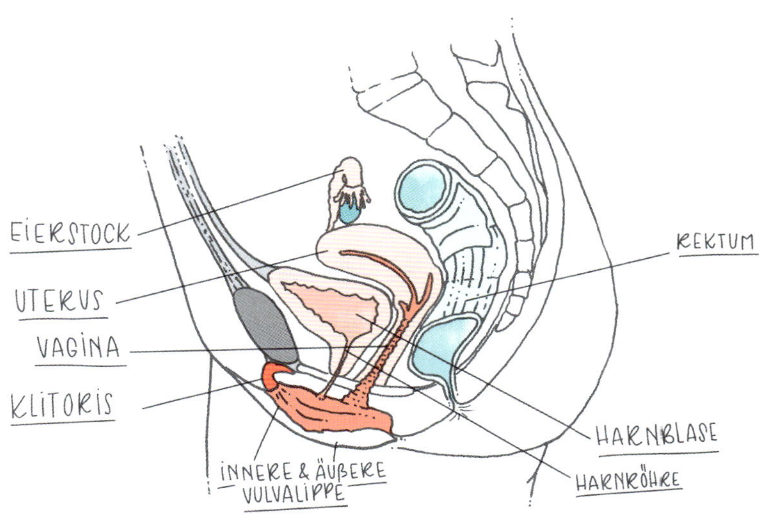
EIERSTOCK
UTERUS
VAGINA
KLITORIS
INNERE & ÄUßERE
VULVALIPPE
REKTUM
HARNBLASE
HARNRÖHRE

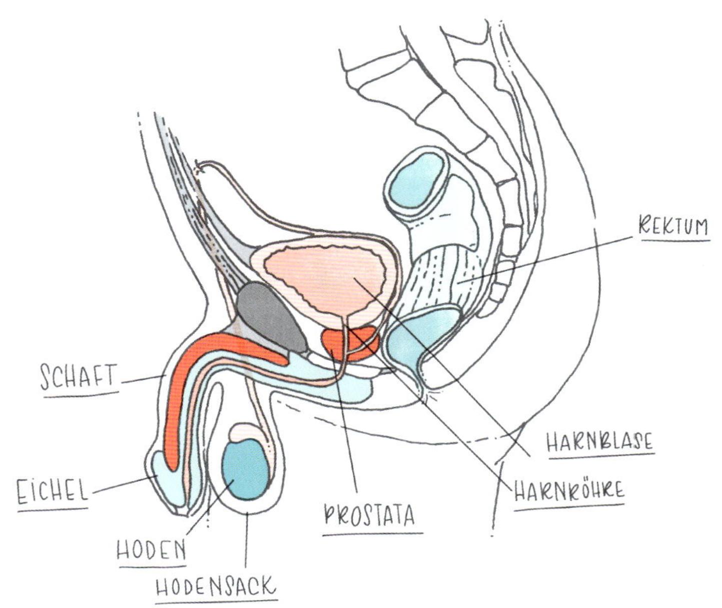
SCHAFT
EICHEL
HODEN
HODENSACK
PROSTATA
REKTUM
HARNBLASE
HARNRÖHRE

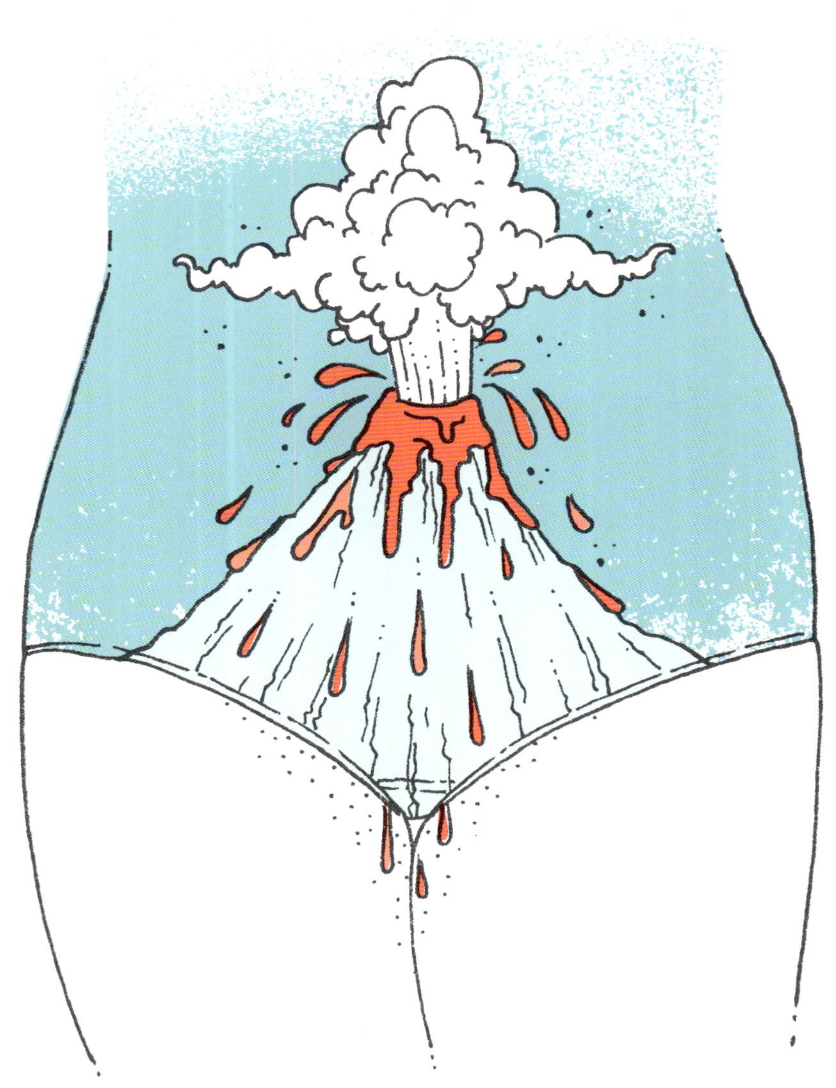

Kapitel Zwei

V wie Vulkan

036 – 069

V WIE VULKAN

Vom monatlichen Ausbrechen und Blutvergießen

Als ich das erste Mal meine Tage bekam, stand ich kurz vor meinem 16. Geburtstag. Also wirklich kurz davor, es waren nur ein paar Tage. Haha, Menstruationswitz. Meine Mutter hatte ein knappes Jahr zuvor zu mir gesagt, dass wir zur Frauenärztin gehen würden, sollte ich nicht bis zu meinem 16. Geburtstag das erste Mal meine Periode bekommen haben. Da bin ich nur knapp davon gekommen, würde ich sagen! Ich kann mich, wie bestimmt viele Frauen, noch ziemlich genau daran erinnern, wann, wie, wo das erste Mal Blut aus der Vagina gekommen ist. Ich lag damals ausgestreckt auf dem Boden und habe Harry Potter gelesen, als es in meinem Schlüppi auf einmal ganz warm wurde. Ich ging auf die Toilette, weil ich dachte, ich sei inkontinent geworden und war fast erleichtert, als ich es rot aufblitzen sah. Klasse, jetzt bin ich eine Frau. Und noch besser: Ich habe an meinem Geburtstag meine Tage.

BLUTRÜNSTIGE MONSTER

Bekommt man das erste Mal seine Tage, bedeutet das, dass man von nun an die Möglichkeit hat, Kinder zu gebären. Mädchen sind von diesem Tag an Frauen, und die erste blutige Unterhose ist der Freifahrtschein für monatliches hormonbedingtes Rumgezicke. „Ich brauch grad fünf Minuten meine Ruhe, bitte." „Reg dich nicht auf, hast du deine Tage oder was?" Träumchen. Von da an ist die Frau als eine mit Gemütsschwankungen kämpfende, sich ständig über Krämpfe und andere Kleinigkeiten beschwerende, sich gleichzeitig aber für mit rotem statt blauem Blut vollgesogene Hygieneartikel schämende, monatliche Blutfontäne zu betrachten, der man in der heißen Phase nicht über den Weg laufen sollte, sonst reißt sie einem den Kopf ab und stopft ihn sich dankbar als Tampon in die Vagina. Was praktisch ist, da auf Köpfe, anders als auf Tampons oder Binden, keine 19% Mehrwertsteuer anfällt. Mehr zu überspitzten Darstellungen von und Vorurteilen über weibliche Körperflüssigkeiten findest du im Kapitel V wie Vür was sich Mädchen schämen sollten. 232

Fakt ist – die Menstruation passiert, es ist ein natürlicher Vorgang. Es hilft nicht, dass Frauen werdenden Frauen vorleben, wie schrecklich anstrengend das Ganze sei und wie sehr man darunter zu leiden hat. „Sei froh, dass du das noch nicht hast!" „Die Krämpfe sind mit nichts zu vergleichen!" Hervorragend, das ist ja überhaupt nicht belastend! Da freut sich jedes Mädchen gleich doppelt auf die Pubertät. Neben der Angst vor Pickeln und fetten Oberschenkeln nun auch noch die Panik vor Blut in der Hose und unglaublichen Krämpfen dazu. Zu verstehen, was da eigentlich im eigenen Körper passiert, hilft womöglich zu akzeptieren, dass zum Leben einer Frau in der Regel (Ha, noch ein Menstruationswitz) eben auch die Menstruation gehört. Die Menstruation ist nur ein Teil eines komplexen Hormonzyklus, in dem sich Frauen ab ihrer ersten Periode bis zu ihrer letzten Periode befinden. Dieser Zyklus setzt sich aus vier Hormonphasen zusammen, die aufeinander aufbauen. Die Dauer eines Zyklus ist von Frau zu Frau und Monat zu Monat unterschiedlich und beträgt zwischen 23 und 35 Tage.

!
Innerhalb des Jahres 2019, während dieses Buch entsteht, wurde die Petition zur Senkung der MwSt. für Hygieneartikel gestartet, eingereicht und von Erfolg gekrönt.

DIE PHASEN DES WEIBLICHEN ZYKLUS

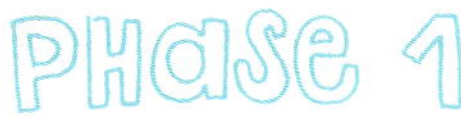

Die Menstruationsphase / Tag 1 bis ca. 7 / Erste Zyklushälfte

In Vorbereitung auf eine mögliche Schwangerschaft hat die Gebärmutter ihre innerste Schicht, die Gebärmutterschleimhaut (auch Endometrium genannt), anwachsen lassen. Kommt es nicht zu Befruchtung des Eis, braucht der Körper diese dicke zusätzliche Schicht nicht mehr und scheidet sie über die monatliche Blutung aus. Daher ist das Blut, das Frauen während ihrer Periode ausscheiden, von seiner Konsistenz her anders als das Blut, das ihnen zum Beispiel beim Arzt abgenommen wird. Da eine Schleimhautschicht aus dem weiblichen Körper geschwemmt wird, ist das Blut zum Teil schleimig und mitunter sind auch kleine leberartige Stückchen zu finden. Das sind ganz einfach Teile der Gebärmutterschleimhaut, also völlig natürlich. Auch die Farbe des Bluts kann während der Periode und von Zyklus zu Zyklus wechseln, von hellrot bis dunkelbraun. Das hängt davon ab, wie frisch das Blut ist bzw. wie schnell das Blut aus der Gebärmutter ausgeschieden wird. Bei starken Blutungen ist das Blut häufig frisch und rot, da die Gebärmutter es schneller hinausbefördert. Bei weniger starken Blutungen kommt es vor, dass das Blut etwas länger in der Gebärmutter verweilt und dadurch eine etwas festere Konsistenz bekommen und bräunlicher werden kann.

In dieser Phase regt die Hypophyse die Produktion des follikelstimulierenden Hormons (FSH) an. Die Follikel beheimaten noch unentwickelten Eizellen und fangen nun unter Einfluss von FSH an zu wachsen. Zu Beginn der Menstruationsphase (oder auch Follikelphase genannt) ist der Östrogenspiegel im Körper sehr niedrig. Dieser steigt nun nach und nach mit der Reifung der Follikel an. Es kann durch den Aufruhr im Körper dazu kommen, dass Frauen sich in dieser Zeit etwas müder fühlen oder sich langsamer vorkommen als sonst.

!
Die Hypophyse oder Hirnanhangsdrüse ist eine erbsengroße Hormondrüse im Gehirn.

Phase 2

Die Östrogenphase / ca. ab Tag 7 bis zum Eisprung / Erste Zyklushälfte

In dieser Phase wird eine neue Gebärmutterschleimhaut aufgebaut. Dafür ist das Hormon Östrogen verantwortlich, das durch die wachsenden Follikel immer stärker produziert wird. Je größer die Follikel werden, desto höher wird der Östrogenspiegel im Körper. Die Gebärmutter macht sich aufs Neue für den Empfang einer befruchteten Eizelle bereit. Die dicke, gut durchblutete Gebärmutterschleimhaut bietet der Eizelle einen gemütlichen Platz zum Einnisten und versorgt im Verlauf der Schwangerschaft den Embryo mit allen wichtigen Nährstoffen. In dieser Phase fühlen sich Frauen mitunter um einiges stärker und entspannter als in der vorangegangenen Phase.

Phase 3

Der Eisprung / ca. Tag 10-15 / Zweite Zyklushälfte

Wie der Name dieser Phase schon vermuten lässt, wird eine neue Eizelle aus dem Eierstock entsandt mit der Möglichkeit, befruchtet zu werden. Der immer weiter ansteigende Östrogenspiegel lässt die Hypophyse eine große Menge des Luteinisierenden Hormons (LH, auch als Eisprunghormon bekannt) ausschütten. Der Ansturm des LH lässt den Follikel, der sich am dominantesten entwickelt hat, platzen und die voll entwickelte Eizelle austreten. Diese wandert nun den ganzen Weg durch den Eileiter bis in die Gebärmutter. In dieser Phase fühlen sich Frauen oft sehr energiegeladen und sind voller Tatendrang. Es kommt vor, dass Frauen, die eng zusammenleben, ihren Eisprung synchronisieren und von da an die Zyklusphasen gemeinsam durchleben.

Phase 4

Die Progesteronphase / Zweite Zyklushälfte

Während in der ersten Zyklushälfte das Hormon Östrogen dafür verantwortlich ist, dass eine neue Gebärmutterschleimhaut aufgebaut wird, sorgt in dieser Phase der zweiten Zyklushälfte das Hormon Progesteron (Gelbkörperhormon) dafür, dass sie sich auf die Einnistung einer befruchteten Eizelle vorbereitet. Das Progesteron wird von den übrig gebliebenen Resten des geplatzten Follikel produziert, der nun Form und Farbe ändert und zum so genannten Gelbkörper wird. Dieser sorgt dafür, dass Gefäße und Drüsen der Gebärmutterschleimhaut aktiviert werden, um dem Embryo alle nötigen Nährstoffe bereitstellen zu können. Dabei wird auch vermehrt Flüssigkeit in das Gewebe der Gebärmutter eingelagert, was zur Erhöhung des Körpergewichts kurz vor der Menstruation führen kann. Wird die Eizelle nicht befruchtet und nistet sich nicht in die Gebärmutterschleimhaut ein, leitet das Progesteron durch sein Absinken im Hormonspiegel die Menstruation ein. Damit wird auch die eingelagerte Flüssigkeit wieder ausgeschieden. In dieser Phase erleben manche Frauen das so genannte PMS – das Prämenstruelle Syndrom. Was das genau ist und was es nicht ist, kannst du nach dem kleinen Exkurs lesen.

Kleiner Exkurs: Die Eizelle ist kein fauler Sack

› *Brochmann/Støkken Dahl „Viva la Vagina"*

Unter der Rubrik, was im Sexualkundeunterricht nicht korrekt dargestellt wird: Das Wettrennen der männlichen Samenzellen um die Gunst, die darauf wartende Eizelle befruchten zu dürfen, zeigt die Eizelle stets als eben dies: wartend. Das stimmt so nicht ganz. Sie wartet natürlich darauf, dass es eine Samenzelle schafft, sich mit ihr zu vereinigen, allerdings steht sie dabei nicht irgendwo in der Gebärmutter blöd in der Gegend rum, sondern bewegt sich im Gegenteil sogar auf die Samenzellen zu. Außerdem ist nicht nur die Samenzelle, die den Eintritt in die Eizelle schafft, als Sieger zu sehen. Während des Zyklus reifen im Eierstock hunderte Eizellen in ihren Follikeln (Hüllen) heran und ähnlich wie bei den Samenzellen schafft es hier auch monatlich nur eine der größten und stärksten Eizellen, aus ihrem Follikel zu brechen und auf Wanderschaft zu gehen. Eine Eizelle ist genauso aktiv und kämpferisch, wie jede Samenzelle es ist.

PMS

Das Prämenstruelle Syndrom ist ein Sammelbegriff eher vage definierter Beschwerden, die bei Frauen in der Zeit vor ihrer Menstruation auftreten können. Dazu zählen körperliche und psychische Probleme wie beispielsweise Müdigkeit, Trägheit, mentale Verstimmung, erhöhte Reizbarkeit, Stimmungsschwankungen und vieles mehr. So gut wie alle Frauen haben vor ihrer Periode mit kleineren Beschwerden zu kämpfen. Und viele Frauen entwickeln erst nach und nach vormenstruelle Symptome, meistens in den 20ern.

x
Prämenstruelles Syndrom = Unwohlsein vor Periodenbeginn

Etwa ein Drittel aller Frauen weisen Symptome auf, die sich als leichtes oder moderates PMS einstufen lassen. In schlimmen Fällen beeinträchtigt PMS das Leben von Frauen so sehr, dass sie ihrem Alltag nicht mehr nachgehen können. Angstzustände, Depressionen und Schmerzen, die die betroffenen Frauen völlig außer Gefecht setzen können, müssen und können ärztlich behandelt werden. Um die Diagnose PMS zu stellen, müssen die Symptome neben ihrer Heftigkeit auch eine gewisse Regelmäßigkeit aufweisen, also monatlich in der Phase vor der Menstruation auftreten und mit Beginn der

›
Brochmann/Støkken Dahl „Viva la Vagina"

!
Mit kleineren Beschwerden haben die meisten Frauen vor ihrer Periode zu kämpfen – krankhaft ist daran nichts.

Menstruation abflachen. Wird ein PMS festgestellt, das den moderaten Rahmen überschreitet, richtet sich die Behandlung je nach Fall auf die Symptome im einzelnen. Frauen mit körperlichen Schmerzen werden anders behandelt als beispielsweise jene mit Depressionen. Für alles gibt es verschiedene Optionen, das ist wichtig zu wissen. In den meisten Fällen brauchen Frauen bei PMS keine medikamentöse Behandlung. Habt ihr das Gefühl, an PMS mit nicht mehr tolerierbaren Symptomen zu leiden, wendet euch bitte an euren Frauenarzt oder eure Frauenärztin.

Die Ursachen für PMS sind nicht eindeutig geklärt. Die Theorien reichen von einer erhöhten Sensibilität im Hormonhaushalt bis hin zu der Annahme, dass ein kultureller Ursprungs vorliegt. Warum manche Frauen an PMS leiden und andere nicht, ist ebenfalls eine offene Frage. PMS ist eine nervige Begleiterscheinung des Zyklus und in schlimmen Fällen noch viel mehr als das. Was PMS nicht ist, ist ein Vorwand, Frauen für nicht zurechnungsfähig zu halten. Ob hormonbefeuert oder nicht, verlieren Frauen in dieser Phase ihres Zyklus nicht plötzlich die Fähigkeit, rational zu denken und zu handeln. Apropos heikle Phase: Die sexistische Menstruationsfrage „Hast du deine Tage, oder was?“ kann (für's Protokoll) übrigens auch „Bekommst du oder hattest du deine Tage oder was?“ heißen und ist in jedem Fall unangebracht, nervig und herabwürdigend. Wer noch nie einen Zyklus erlebt hat, sollte sich mit solchen Bemerkungen zurückhalten. Und wer bereits einen Zyklus mitgemacht hat, erst recht.

!
„Der ›böse Blick‹ war in vielen Kulturen eine gefürchtete Eigenschaft, die menstruierenden Frauen nachgesagt wurde.“
Aus „Rot ist doch schön“ von Lucia Zambo.

Nachgefragt

Es scheint, als habe die Gesellschaft immer noch ein Problem mit der Menstruation. Oder wie lassen sich sonst die ominöse BLAUE

Das sagt die Gynäkologin:

„Was bei PMS gut ist, ist Sport vor und während der Periode. Zusätzlich ist etwas hochdosiertes Magnesium nicht verkehrt. Außerdem Ingwer, das kann man erstmal als Tee probieren, ansonsten gibt es in der Apotheke auch hochdosierte Ingwer-Kapseln. Mönchspfeffer als Wirkstoff ist ebenfalls zu empfehlen."

— BARBARA BERND, GYNÄKOLOGIN

Flüssigkeit in Werbespots für Damenhygieneartikel erklären oder die Werbeaussagen, wonach die Konsumentin mit Produkt X untenrum auf jeden Fall nach Blumen duftet und jederzeit auslaufsicher ist. Damit aber wird suggeriert, dass die Menstruation der ständigen Kontrolle bedarf, ja eine Dauerbaustelle darstellt. Ausfluss, Geruch, Blut, Haare müssen ständig kontrolliert und unsichtbar gemacht werden, und das kostet Zeit und Geld.

!

An alle, die Periode peinlich finden: Kein Blut, kein Leben. Frauen bluten bestimmt nicht gerne, sondern notwendigerweise.

Immer noch hinter vorgehaltener Hand nach einem Tampon fragen zu müssen, ist ein Unding. Ich behaupte, dass sich die Mehrheit der Frauen nicht freiwillig für die Menstruation entscheiden würde, wenn sie die Wahl hätte (und dabei nicht die Fortpflanzung auf dem Spiel stehen würde). Es passiert einfach und fertig.

›

„Big Mouth" Staffel 1, Folge 1

„Wie kann es sein, dass die Pubertät für Jungen (...) das Wunder der Ejakulation ist und wir Mädchen aus einem Knäuel schmerzhafter Röhren bestehen?"

„Igitt, das ist ja ekelhaft!"

„Ja ganz genau, deswegen fordern wir die gleiche Bezahlung."

Der Periode gehört mehr selbstverständliche Öffentlichkeit eingeräumt, um ihr zu echter Normalität zu verhelfen. Keine Frau sollte das Gefühl haben, dass die Menstruation auch nur im entferntesten etwas Schmutziges ist. Ich schätze, dass die Menstruation mental sogar etwas angenehmer oder zumindest besser auszuhalten ist, sobald sie kein peinliches Tabuthema mehr ist. Aus diesem Grund haben wir Frauen in unserem Umfeld befragt und ihre ehrlichen Antworten rund um das blutige Thema gesammelt.

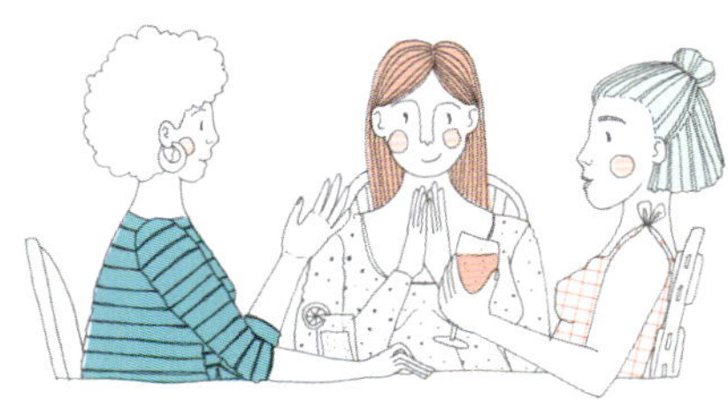

Hast du während deiner Menstruation Schmerzen?

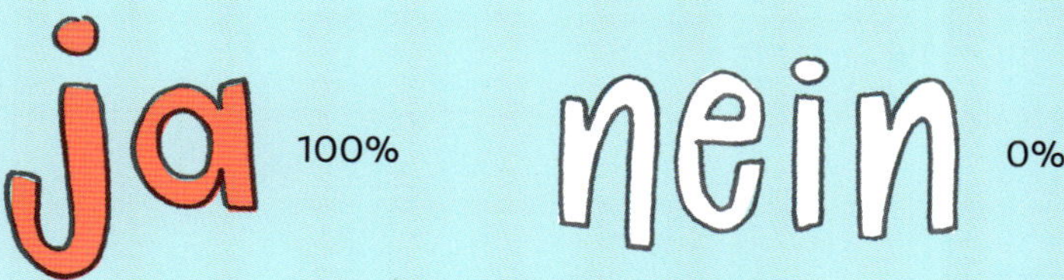

*von 14 befragten Frauen im Zuge einer Umfrage

Wenn ja, wie fühlen sie sich an?

—

„Es zieht im Bereich unterhalb des Bauchnabels und punktuell tritt ein stechendes Gefühl ein. Meistens bläht sich der ganze Bereich auf und ist ***sehr druckempfindlich.***“ J, 28

—

„Ich fühle ein ***Drücken und Krampfen*** in der Region meiner Gebärmutter. Am ersten Tag sind die Schmerzen so schlimm, dass ich kaum aufstehen kann.“ M, 27

—

„Das ist ***sehr unterschiedlich.*** Manchmal habe ich starke Schmerzen in Unterleib, Beinen und im Rücken und manchmal einfach gar nichts.“ F, 29

—

„Meistens habe ich etwa einen Tag lang stechende ***Schmerzen im Unterleib.*** Aber dank der Pille sind die Schmerzen aber nie richtig schlimm gewesen. Ich habe die Pille aber jetzt nach 10 Jahren mal zeitweise abgesetzt und jetzt sind die Schmerzen schon unangenehmer als davor! Fühlt sich wie ein Ziehen hinter dem Bauchnabel an. Ab und zu bekomme ich dann auch noch Migräne zum monatlichen Spaß dazu.“ C, 25

„Krämpfe, die vom Unterleib bis in den Rücken ziehen, Übelkeit und ***Appetitlosigkeit.***“ Z, 27

„Eigentlich habe ich die Schmerzen eher, bevor meine Menstruation kommt. Diese äußern sich dann durch ***anschwellende Brüste,*** unangenehmes Ziehen im Unterleib und einen geblähten Bauch.“ L, 29

„Das ist eine interessante Mischung aus dumpf und stechend. Das Stechen ist meist im Bereich der Eierstöcke, manchmal auch zentral am Uterus. Prinzipiell hat das ganze Menstruationsgefühl einen wellenförmigen Charakter, wobei der stechende Anteil manchmal ganz verschwindet, während der stumpfe Grundschmerz dauerhaft da ist. Nur mal etwas intensiver und mal etwas weniger. Dieses ***dumpfe Unwohlsein*** beschränkt sich im Übrigen nicht nur auf die Geschlechtsorgane, sondern betrifft den kompletten unteren Rücken, die Hüftgelenke, manchmal reicht es sogar in die Oberschenkel und bis zum Magen hinauf. Übelkeit, gespannte Brüste, überhaupt fühle ich mich wie gerädert. Interessant ist dabei aber, dass ich in dieser ‚Es tut alles weh‘- Phase einzelne Teile meines Körpers deutlich wahrnehme, derer ich mir sonst gar nicht aktiv bewusst bin, wie z. B. Eierstöcke, Uterus, Vaginalwand, ...“ C, 26

„Starke, ziehende Schmerzen im Unterleib, ***Kreislaufschwäche,*** Taubheitsgefühl in den Händen, Rückenschmerzen.“ B, 23

„Ich habe an einem Tag der Menstruation ***leichtes Ziehen im Rücken.*** Auch fühle ich mich manchmal körperlich geschwächt.“ T, 25

„Heftiges ***Stechen und Ziehen*** im Unterleib, gefolgt von Krämpfen und Verdauungsproblemen. Außerdem regelmäßig Kopfweh.“ I, 30

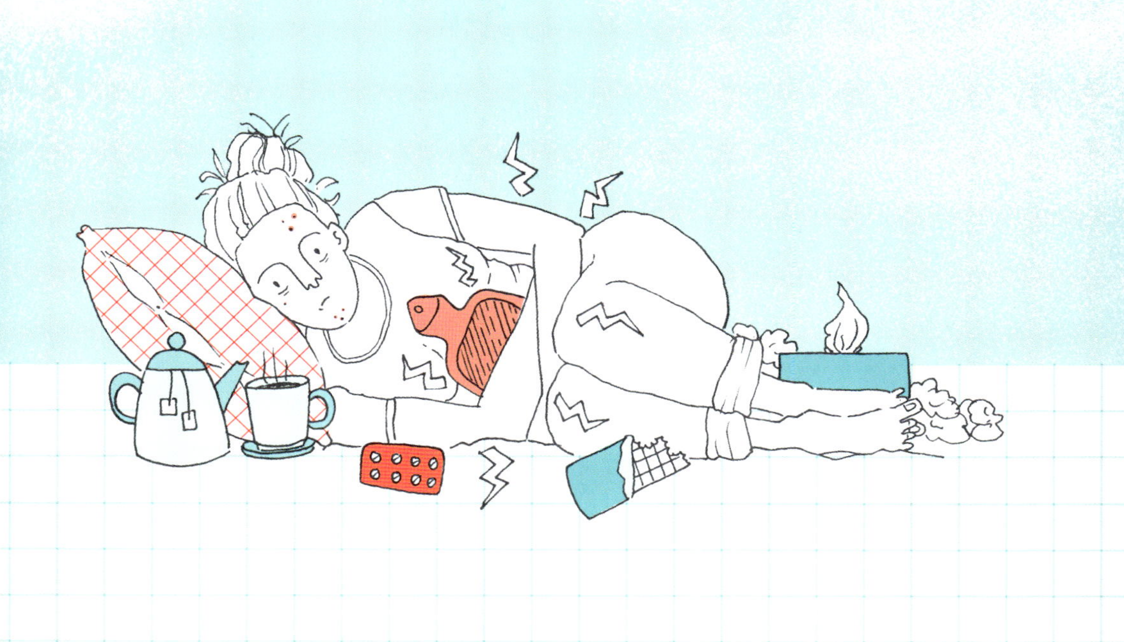

Was tust du, um deine Schmerzen zu lindern?

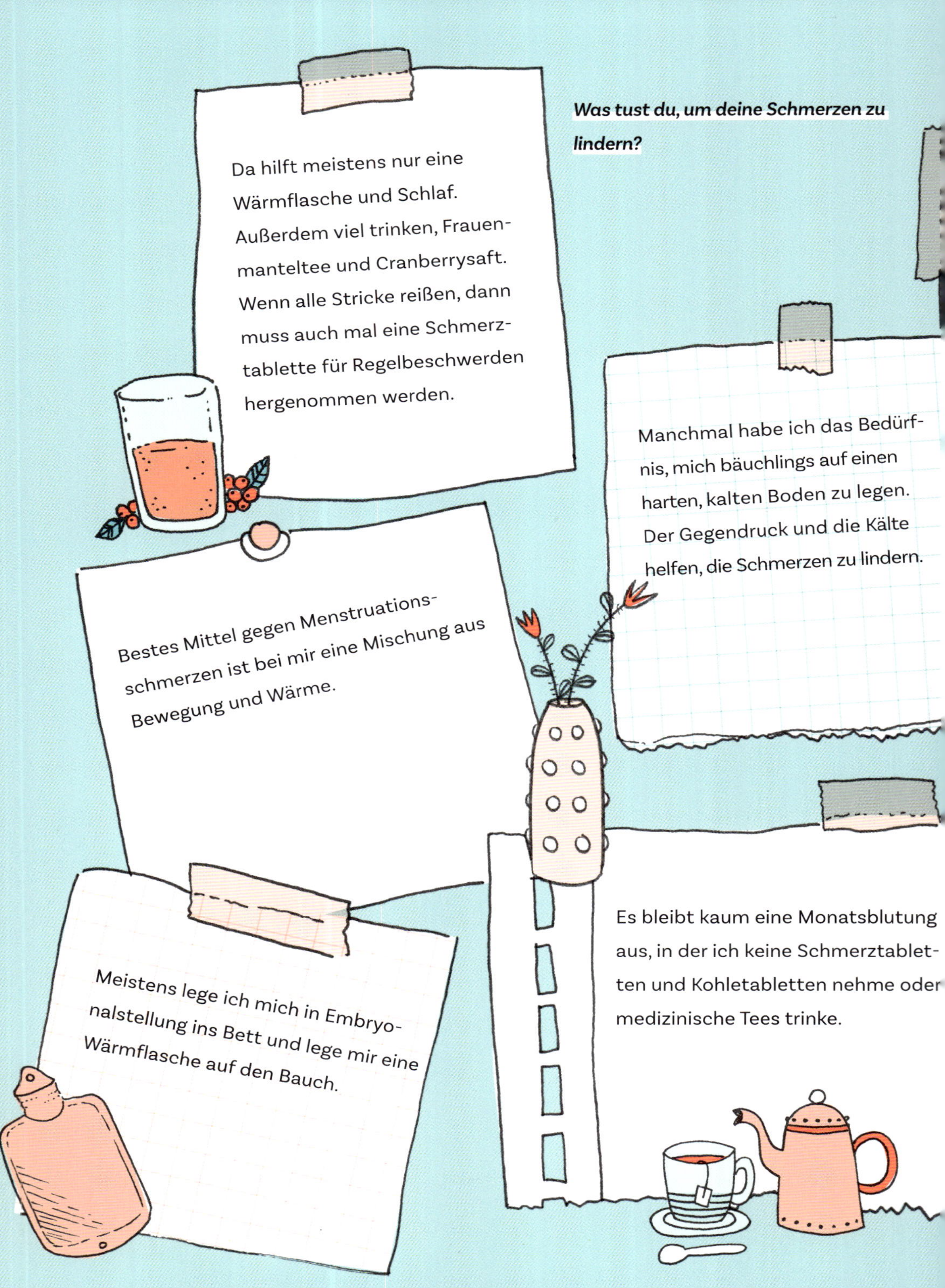

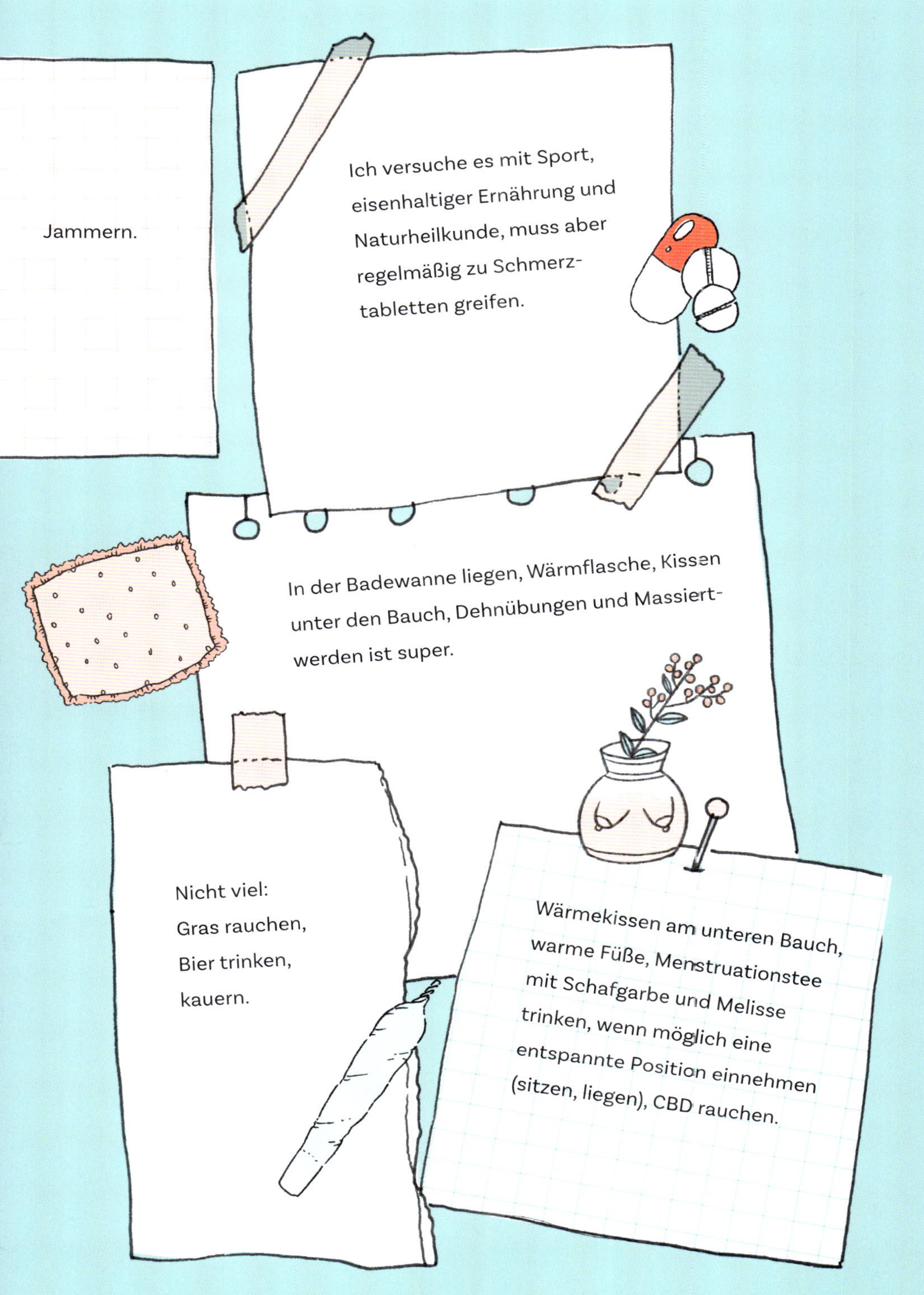
Jammern.
Ich versuche es mit Sport, eisenhaltiger Ernährung und Naturheilkunde, muss aber regelmäßig zu Schmerztabletten greifen.
In der Badewanne liegen, Wärmflasche, Kissen unter den Bauch, Dehnübungen und Massiertwerden ist super.
Nicht viel: Gras rauchen, Bier trinken, kauern.
Wärmekissen am unteren Bauch, warme Füße, Menstruationstee mit Schafgarbe und Melisse trinken, wenn möglich eine entspannte Position einnehmen (sitzen, liegen), CBD rauchen.

› 3. Buch Mose, Kapitel 15, Vers 19-24

WENN BLUTEN ZUM SOZIALEN PROBLEM WIRD

„Wenn eine Frau ihren Blutfluss hat, so soll sie sieben Tage für unrein gelten. Wer sie anrührt, der wird unrein bis zum Abend. Und alles, worauf sie in dieser Zeit liegt, wird unrein und alles, worauf sie sitzt, wird unrein. Und wer ihr Lager anrührt, der soll seine Kleider waschen und sich mit Wasser abwaschen und unrein sein bis zum Abend. Und wer irgendetwas anrührt, worauf sie gesessen hat, soll seine Kleider waschen und sich mit Wasser abwaschen und unrein sein bis zum Abend. Und wer etwas anrührt, das auf ihrem Lager gewesen ist oder da, wo sie gesessen hat, soll unrein sein bis zum Abend. Und wenn ein Mann bei ihr liegt und ihr Blutfluss beginnt, wird er sieben Tage unrein und das Lager, darauf er gelegen hat, wird unrein.“

Da fühlt man sich doch gleich richtig gut in seiner Weiblichkeit! Transferiert man diese alten Gebote in die Neuzeit, hat man mit ein paar minimalen Änderungen die Werbeslogans und Verpackungsbeilagen moderner Hygieneartikelhersteller. Das Hauptaugenmerk liegt dabei auf dem Umstand, dass die Periode eins ist: nicht sauber. Aber keine Panik, den passenden hundertprozentigen Schutz bietet euch „euer favorisierter Hygieneartikelanbieter“! Die Periode ist nämlich noch etwas: gefährlich. Achtung, rote Flecken in Unterhosen, auf Bettwäschen, Badetüchern, Parkbänken und Kinosesseln! Schützt euch und eure Umwelt vor diesen fiesen Flecken und Gerüchen, die ihr ausströmt! Denn alle, die damit auch nur im Entferntesten in Berührung kommen, werden sich die Pest holen. Die Rote-Flecken-Pest, es ist ernst, Leute. Bewaffnet euch mit Tampons, stopft euch mit Binden aus und setzt euch einen Menstruationscup als Helm auf: Sie kommt. Nein, sie läuft! Sie fließt in Strömen!

Es ist ja wirklich nett, dass sich die Hygieneartikelhersteller so einen Kopf darum machen, uns und unsere Umwelt zu schützen, aber hey. So dramatisch, wie die Menstruation von ihnen dargestellt wird, ist es gar nicht. Außerdem, was machen ein paar Flecken in der Unterwäsche schon aus? Wenn ich den Text auf einer Tamponschachtel lese, habe ich das Gefühl, mich zu bewaffnen und danach meinen Finger in ein Kriegsgebiet zu stecken. Überall Blut und Fäulnis, außer man nimmt die Slipeinlagen mit Lavendelgeruch dazu. Dann duftet man untenrum vielleicht latent nach Mottenkugel, aber immerhin riecht dann keiner auf der Straße, dass ich meine Periode hab, wenn er ganz nah mit der Nase an meiner Vulva vorbeistreicht.

Also, mal im Ernst: Tampons, Binden und ihre Freunde sind immens wichtig für unsere Hygiene. Frauen in der westlichen Kultur haben den Luxus, sie als selbstverständlich nehmen zu können, doch für viele Frauen auf der Welt ist das nicht der Fall. Außerdem ist die Menstruation in einigen Ländern nach wie vor ein Mittel zur Unterdrückung der Frau. In Teilen Indiens zum Beispiel werden Frauen und Mädchen wegen ihrer Periode diskriminiert. Sie werden von der Gesellschaft isoliert, indem sie in abgelegenen Hütten außerhalb der Dorfgemeinschaften ohne jeglichen Schutz leben müssen, und gelten obendrein als unrein. *„Die Schülerin Tannu erzählt, dass sie nicht in die Küche gehen und kein Gemüse anfassen darf, wenn sie ihre Periode hat. Ihre Mitschülerin Rehmat erzählt, dass sie in dieser Zeit weder den Koran lesen noch in die Moschee gehen darf. Und Muskan darf nicht zusammen mit ihrem Vater oder ihren Brüdern an einem Tisch sitzen. Das sei Tradition, sagt sie.“* Mädchen dürfen während ihrer Periode nicht die Schule besuchen und werden sozial ausgegrenzt. Oft bedeutet der Anfang der

› *deutschlandfunknova.de „Menstruation: Indiens Kampf gegen die Diskriminierung“*

› „Stigma Monatsblutung", Film von Rayka Zehtabchi

Menstruation sogar das Ende der Schulzeit für die Mädchen. *„Ich bin bis zu Mittelstufe zur Schule gegangen. Aber dann bekam ich meine Periode und alles wurde kompliziert. Das Problem war, dass ich nicht wusste, wo ich meine Untertücher wechseln sollte. Es musste außerhalb der Schule geschehen. Die Tücher sind schnell feucht geworden und ich musste weit weg gehen, um sie zu wechseln. Ständig standen dort Männer herum, die mich beobachteten, wie soll man da seine Tücher wechseln? Das habe ich ein Jahr lang durchgehalten. Ich hoffte, dass sich etwas ändert, aber es blieb so. Also brach ich die Schule ab."* Da die Menstruation „kein Thema" ist, sind sogar einfache Vorgänge wie das Wechseln der oft provisorischen Hygieneartikel ein großes Problem für Frauen. Statt Aufklärung bekommen Mädchen von klein auf vermittelt, dass die Periode etwas Schmutziges und Ekliges ist und schämen sich, sobald sie eintritt. Das Ergebnis ist, dass, von den Männern mal ganz abgesehen, Frauen in bildungsfernen armen Zusammenhängen überhaupt nicht wissen, warum sie einmal im Monat bluten. Die Menstruation wird einfach totgeschwiegen. *„Die Töchter reden nicht mit ihren Müttern, die Frauen nicht mit ihren Ehemännern und Freunde nicht miteinander. Es ist das größte Tabuthema des Landes."* Außerdem können sich viele arme Familien die Versorgung mit Hygieneartikeln nicht leisten, nur etwa 12 Prozent haben Zugang zu den benötigten Produkten und so greifen die Frauen und Mädchen notgedrungen zu unhygienischen Notlösungen wie alten Stofflumpen aus abgetragener Kleidung, die sie gerade zur Hand haben.

› „Stigma Monatsblutung", Film von Rayka Zehtabchi

„Was ist die Menstruation?"
„Eine Krankheit, oder?"
„Eine Krankheit?"
„Ja, die nur Frauen bekommen."

Die Unwissenheit über die Menstruation stellt ein immenses Problem für die Frauen Indiens dar. An genau diesem Problem setzt „The Female Company" an, ein von zwei Frauen gegründetes Unternehmen aus Stuttgart, dass sich ganz der fairen und biologischen Herstellung von Tampons, Binden und Slipeinlagen widmet. Pro verkaufter Packung wird eine Frau in Indien mit einer waschbaren Stoffbinde versorgt, die mindestens ein Jahr lang hält. Außerdem machen sich die Unternehmerinnen für vermehrte Aufklärung stark, sodass auch in unseren Kreisen die Periode kein Problem mehr ist und Frauen nicht mehr hinter vorgehaltener Hand nach einem Tampon fragen müssen. Mehr davon!

#tampontakeover

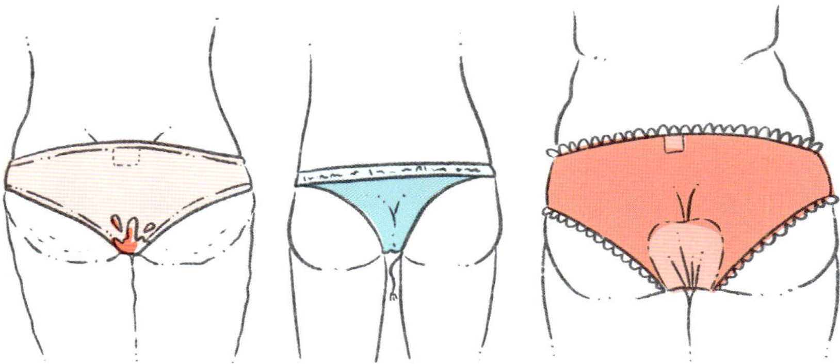

HYGIENEARTIKEL

Um die Unterwäsche und die Umwelt nun diskret vor dem ganzen Blut und Schlimmerem zu bewahren, gibt es eine breite Produktpalette. Und sollte doch mal was daneben gehen, scheiß drauf. Das passiert jeder.

Tampons

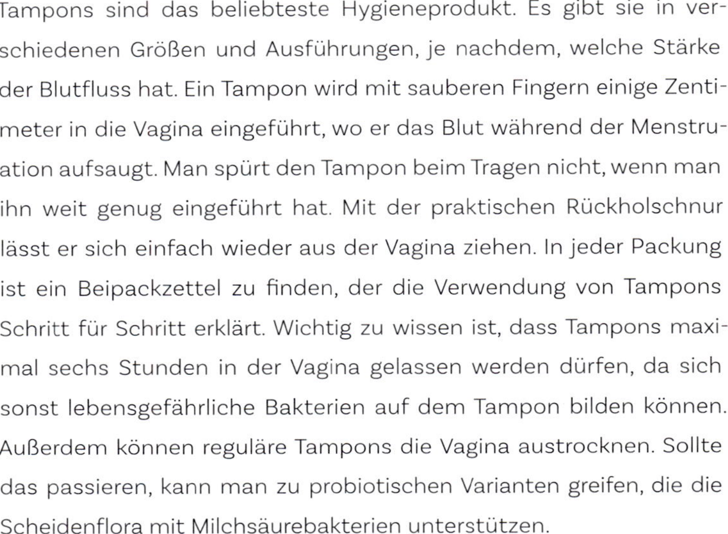

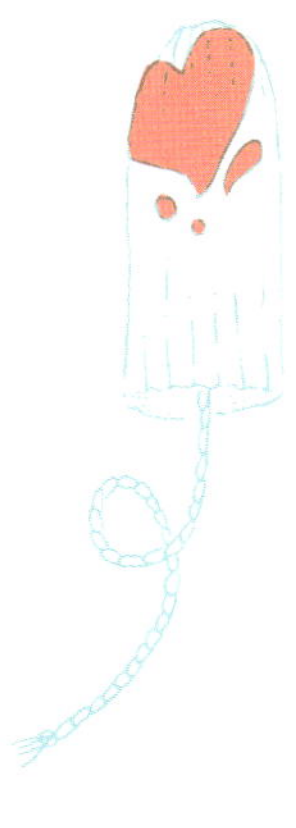

Tampons sind das beliebteste Hygieneprodukt. Es gibt sie in verschiedenen Größen und Ausführungen, je nachdem, welche Stärke der Blutfluss hat. Ein Tampon wird mit sauberen Fingern einige Zentimeter in die Vagina eingeführt, wo er das Blut während der Menstruation aufsaugt. Man spürt den Tampon beim Tragen nicht, wenn man ihn weit genug eingeführt hat. Mit der praktischen Rückholschnur lässt er sich einfach wieder aus der Vagina ziehen. In jeder Packung ist ein Beipackzettel zu finden, der die Verwendung von Tampons Schritt für Schritt erklärt. Wichtig zu wissen ist, dass Tampons maximal sechs Stunden in der Vagina gelassen werden dürfen, da sich sonst lebensgefährliche Bakterien auf dem Tampon bilden können. Außerdem können reguläre Tampons die Vagina austrocknen. Sollte das passieren, kann man zu probiotischen Varianten greifen, die die Scheidenflora mit Milchsäurebakterien unterstützen.

Leider sind Tampons, da sie ein Einwegprodukt und in der Regel von einer Plastikfolie umschlossen sind, eine echte Umweltschleuder.

Binden und Slipeinlagen

Binden und Slipeinlagen werden in das Höschen geklebt und fangen das Blut außerhalb der Vagina auf. Eine Slipeinlage ist die dünnere Variante der Binde. Es gibt sie in verschiedenen Größen, Stärken und mit oder ohne Flügel, die ein seitliches Auslaufen verhindern sollen. Vor allem Slipeinlagen eigenen sich für Tage, an denen die Blutung nicht so stark ist: ein Tampon könnte die Vagina bei sehr schwacher

Blutung austrocknen. Außerdem sind Binden und Slipeinlagen über Nacht zu empfehlen und bei jeder anderen Situation, in der ein Tampon nicht regelmäßig gewechselt werden kann. Bei Menstruationsanfängerinnen sind sie eine beliebte Alternative zum Tampon, da vielen Frauen das vaginale Einführen am Anfang unangenehm ist.
Leider ist auch dieses Einweg-Hygieneprodukt nicht nachhaltig und steht mit seinem Verpackungswahnsinn dem Tampon in Nichts nach.

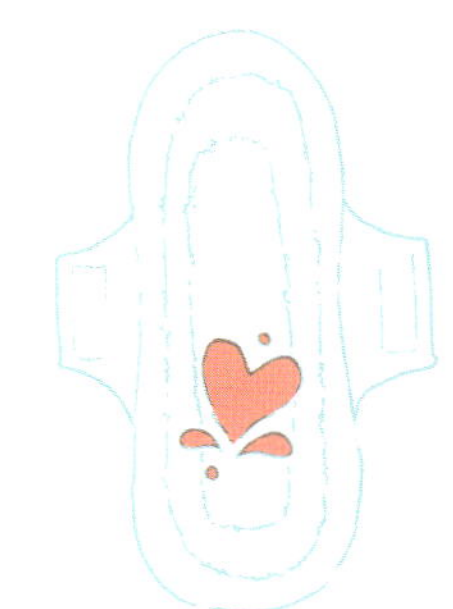

Waschbare Binden und Slipeinlagen

Diese nachhaltigen Varianten der herkömmlichen Binden und Slipeinlagen sind aus Baumwolle gefertigt und ebenfalls in verschiedenen Größen und Stärken zu kaufen. Außerdem gibt es sie in verschiedenen Farben und Mustern. Sie werden einfach in das Höschen eingelegt und dann mit Druckknöpfen an den seitlichen Flügeln an der Unterseite befestigt. Durch die weiche, natürliche Baumwolle entsteht ein angenehmes, hautverträgliches Tragegefühl. Wenn die Binde vollgesogen ist, wird sie wie eine herkömmliche Binde ausgewechselt. Danach wird die Binde per Hand oder in der Waschmaschine gewaschen.
Die Binden und Slipeinlagen aus Baumwolle bieten Frauen eine umweltfreundliche Alternative, da sie im Gegenteil zu den herkömmlichen Varianten auf viele schlecht recycelbare Stoffe verzichten und durch die kleberlose Befestigung im Höschen eine Menge Müll vermieden wird. Außerdem können sie über Jahre wiederverwendet werden – so spart man eine Menge Geld.

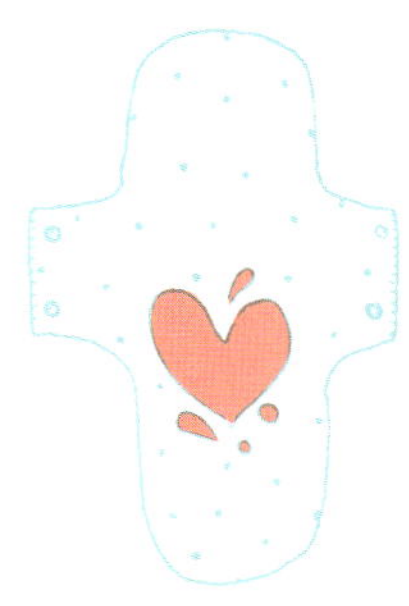

Menstruationstassen

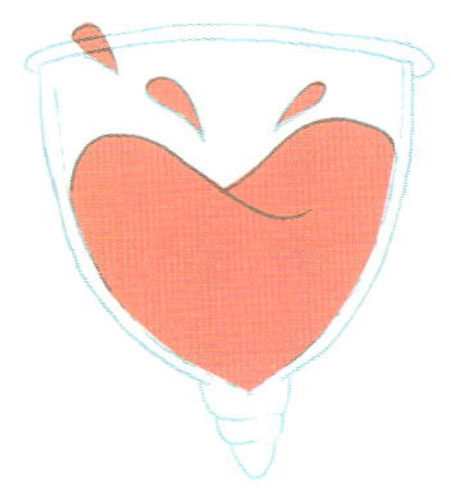

Die Menstruationstasse, auch Menstruationsbecher, -kappe oder Moon Cup genannt, ist ein kleiner Becher aus flexiblem Silikon, der in die Vagina eingeführt wird. Es gibt ihn in verschiedenen Größen, Weichheitsgraden und Ausführungen. Das weiche Material ist klinisch rein, was bedeutet, dass sich auf ihm, anders als bei Tampons, keine Bakterien sammeln können. Der Becher fängt das Blut direkt in der Vagina auf und ist beim Tragen nicht zu spüren. Zum Wechseln zieht man vorsichtig an einem kleinen Griff, der sich an der Unterseite des Bechers befindet. Der Becher wird entleert und ausgewaschen und kann danach wieder eingesetzt werden. In jeder Packung ist ein Beipackzettel zu finden, der wie bei Tampons Schritt für Schritt erklärt, wie der Becher zu handhaben ist.

Der Becher ist eine hygienische und umweltfreundliche Alternative zu herkömmlichen Tampons, Binden und Slipeinlagen. Er produziert weitaus weniger Müll, und durch seine Langlebigkeit ist er nachhaltig und sehr kostensparend. Am Anfang bedarf es vielleicht, wie auch bei Tampons, etwas Übung beim Einsetzen.

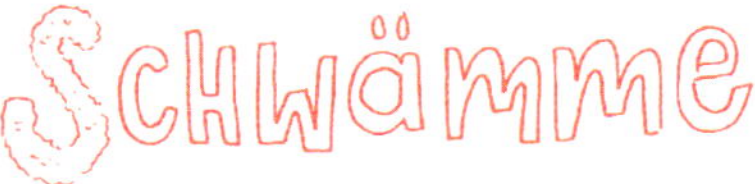

Die Menstruationsschwämme bieten vermeintlich eine natürliche und nachhaltige Alternative zu herkömmlichen Hygieneartikeln. Es gibt sie in verschiedenen Größen, wobei die Formen leicht variieren können, da sie ein reines Naturprodukt sind. Der Menstruationsschwamm wird mit Wasser durchfeuchtet, bis er weich ist und danach gut ausgedrückt. Anschließend wird er mit zwei sauberen Fingern in

Waschbare Binden Nähanleitung

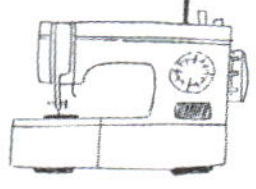

eingefädelte **Nähmaschine** Geradstich 2

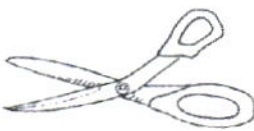

Schere

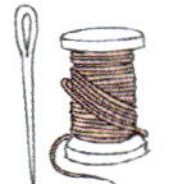

Nähgarn

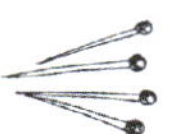

Stecknadeln

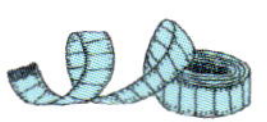

Maßband

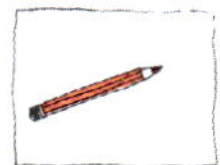

Papier & Stift für Schnittvorlage

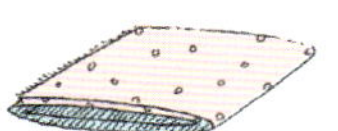

Stoffrest oder **neu**: Bio-Baumwolle ca. 35 cm auf 25 cm

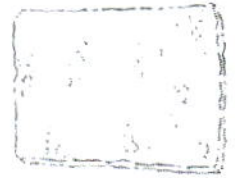

Moltontuch

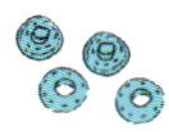

2 Druckknöpfe

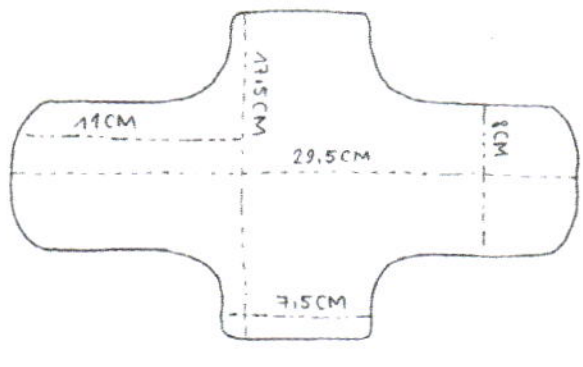

SCHABLONE für die Hülle (Bio-Baumwolle)

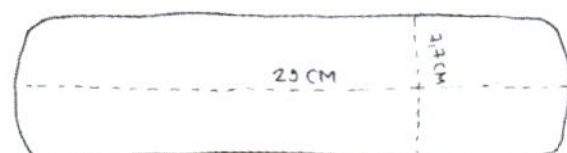

SCHABLONE für das Futter (Molton)

1. Stoff doppelt legen, Schablone mit Stecknadeln fixieren und mit **0,5 cm Nahtzugabe** zuschneiden

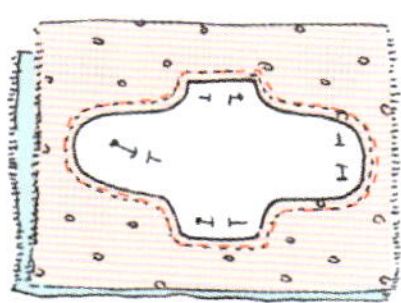

2. Stoff fünffach legen (je nach Bedarf auch mehr/weniger), Schablone fixieren und zuschneiden

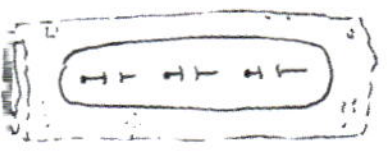

3. Stoffstücke "rechts auf rechts", beide Lagen zusammennähen, **einen Flügel offen lassen**, auf die Außenseite wenden

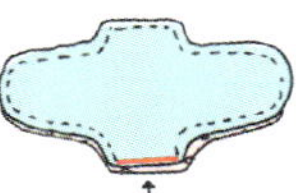

4. Moltonschichten fixieren und alle Schichten sauber aufeinandernähen

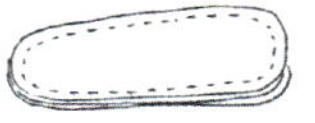

5. Einlage vorsichtig einsetzen, zurechtziehen und eventuell an der Hülle mit einigen Stichen fixieren, damit später nichts verrutscht

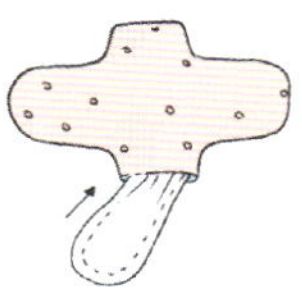

6. Flügel von Hand vernähen (0,5 cm nach innen schlagen), Druckknöpfe annähen, **Hülle und Einlage zusammensteppen**

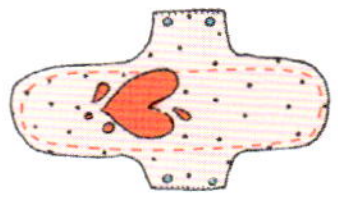

die Vagina eingeführt und dann mit einem Finger nach oben gedrückt. Der Schwamm passt sich der Form der Vagina an und ist nicht mehr zu spüren. Zum Herausnehmen werden die Beckenbodenmuskeln wie beim Pinkeln angespannt, so rutscht der Schwamm nach vorne und man kann ihn mit den Fingern herausziehen.

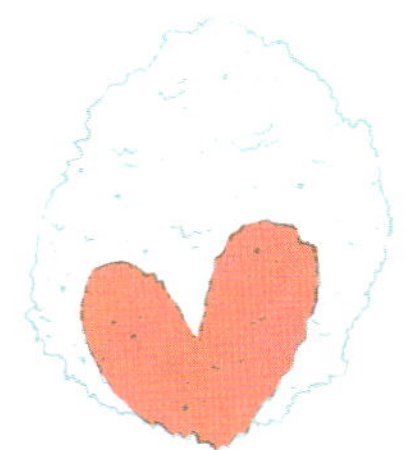

Aber Vorsicht: Der Naturschwamm ist ein Meerestier, dessen primäre und natürliche Aufgabe nicht das Stoppen unserer Menstruation darstellt. Er bietet jede Menge Oberfläche für die Ausbreitung von Bakterien und kann beim Ein- und Ausführen durch seine unregelmäßige Oberfläche Mikroverletzungen in der Vagina verursachen. Ganz zu Schweigen von der Reinigung: Es liegen keinerlei Forschungen vor, wie der Naturschwamm rückstandslos bakterienfrei gereinigt werden kann.

Periodenwäsche

Die Perioden-Slips oder Period Pantys sind regelrechte Hightech-Unterhosen, die über ein im Schritt integriertes Membransystem verfügen. Verschiedene atmungsaktive Schichten sorgen für ein angenehmes, unschwitziges Tragegefühl, schnelles Aufsaugen jeglicher vaginaler Flüssigkeiten, und sie lassen keine Feuchtigkeit nach außen dringen. Period Pantys sehen aus wie reguläre Unterhosen und unterscheiden sich auch in der Dicke des Schritts kaum von ihnen. Je nach Hersteller können die Pantys Blut von bis zu drei Tampons auffangen.

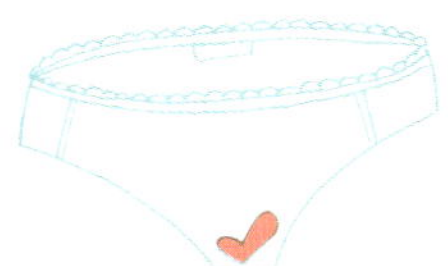

Ein besonderes Augenmerk gilt beim Kauf allerdings den Materialien, aus denen die Pantys bestehen. Beim genaueren Hinsehen verbirgt sich in der Produktbeschreibung in vielen Fällen eine nicht unbedenkliche Materialzusammensetzung. Entscheidet euch beim Kauf für die Varianten, die frei von Silberchlorid, Zinkpyrithion und anderen Bioziden sind. Diese können nämlich unter Anderem allergische Reaktionen hervorrufen und die hauteigene Bakterienflora nachhaltig schädigen. Nach Gebrauch werden die Slips bei Bedarf zuerst kurz von Hand ausgewaschen und dann in die Waschmaschine geworfen. Aufgrund ihres besonderen Lagensystems dürfen sie nicht in den Trockner, sondern sollen an der Luft trocknen. Durch ihre Wiederverwendbarkeit ist die Periodenunterwäsche eine nachhaltige Alternative zu herkömmlichen Hygieneartikeln.

!
Schaut z. B. mal unter www.femtis.de nach unbedenklichen Period Pantys.

freie menstruation

Frauen, die sich für die freie Menstruation entscheiden, verzichten teilweise gänzlich auf herkömmlich produzierte Hygieneartikel wie Tampons oder Binden und kontrollieren das Blutlassen durch reine Muskelkraft sowie gutes (durch Üben erlangtes) Körperbewusstsein. Wer die Praktik der freien Menstruation erlernen will, muss anfangs stündlich oder öfter zur Toilette, doch mit viel Geduld kann sich ein intuitives Gefühl dafür entwickeln, wann es an der Zeit ist, das Blut aus dem Körper zu lassen. Dies geschieht durch ein Anspannen des Unterleibs, so als ob man den Bauchnabel in Richtung Wirbelsäule zieht. Der dadurch verursachte Druck auf die Gebärmutter befördert das Blut ins Freie. Das Blut sammelt sich zunächst in einem kleinen Hohlraum hinter dem Muttermund, bevor es intervallartig aus der Vagina austritt – Frauen bluten während der Menstruation nämlich nicht pausenlos. Dieser Vorgang kann durch Erfahrung und ein gutes Gespür für den Körper kontrolliert und sogar hinausgezögert werden. Die freie Menstruation braucht etwas Übung, doch praktizierende

Frauen berichten, dass sie sich durch die intensive Auseinandersetzung mit ihrem Körper nach ein paar Zyklen sehr gut auf diese Methode eingestellt haben und dass die Blutung bei einigen sogar kürzer und schwächer ausfällt.
Diese Praktik ist mit Sicherheit nicht für jede Frau die ideale Wahl, da eine Menge Übung und ein doch recht häufiger Toilettenbesuch nötig ist. Vielen Frauen ist gerade dies durch ihren Beruf und ihren Alltag einfach nicht möglich. Doch genau das wollen die praktizierenden Frauen der freien Menstruation erreichen: dass die Menstruation gänzlich von Zwängen befreit und sozial vollkommen akzeptiert wird, sodass Frauen während ihrer Periode die Möglichkeit haben, so mit ihrer Blutung umgehen zu können, wie sie möchten.

Kleiner Exkurs: Thanks for all the fish

Kommt ein Blinder in einen Fischladen. „Guten Morgen, Ladies!"
Da haben wir doch alle mal kräftig gelacht jetzt!
Die vaginalen Gerüche variieren je nachdem, in welchem Stadium des Zyklus sich eine Frau befindet. Das ist eine völlig normale Sache. Die Ernährung kann ebenfalls Einfluss auf den Geruch nehmen. Wichtig ist, auf seinen Körper zu achten und bei anhaltenden, stark veränderten Gerüchen die gynäkologische Praxis aufzusuchen, da eventuell Infektionen vorliegen können. Übermäßiges Waschen beugt diesen Gerüchen im Übrigen nicht vor: Im Gegenteil können extra zur Vulvahygiene ausgeschriebene Produkte die natürliche vaginale Flora stören und körpereigene, für Immunität wichtige Bakterien abtöten, was wiederum zu Infektionen führen kann. Vorsicht ist auch bei Vaginaldeos und Hygieneartikeln mit Duft geboten. Diese können Reizungen oder allergische Reaktionen hervorrufen und Infektionen verursachen. Außerdem können diese Produkte

Das sagt die Gynäkologin:

Letztendlich reicht es, den Intimbereich einmal am Tag mit Wasser zu waschen. Übertriebene Hygiene, am besten noch mit Hilfe von Cremes, kann zu Trockenheit und darüber hinaus zu starkem Juckreiz führen. Ich verstehe, dass man sich während der Periode häufiger waschen möchte, aber außerhalb der Periode ist es nicht nötig, sich mehrmals am Tag zu waschen.

— BARBARA BERND, GYNÄKOLOGIN

den Eigengeruch von Vulva und Vagina so sehr verändern, dass eventuelle Infekte, die sonst bereits durch einen veränderten Geruch auffallen würden, auch für die Frauenärztin oder den Frauenarzt nicht mehr erkennbar sind. So können sich unbemerkt chronische Entzündungen entwickeln. Am Besten zum einfachsten Mittel greifen: Wasser. Mit maximal einer milden Seife kombiniert. Vulva und Vagina haben einen eigenen Geruch und brauchen keinen Tropical-Fruit-Zusatz. Das ist kein Gummibärchen da unten.

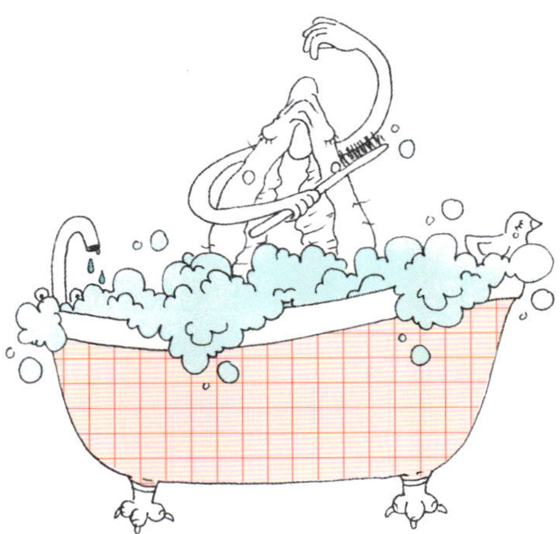

LUXUS PERIODE

Der Zyklus kostet Frauen in den Phasen 2-4 einiges an Hormonen und körperlichem Aufwand, was sie mitunter durch wechselnde Gefühlslagen und körperliche Veränderungen wahrnehmen. In der Menstruationsphase kommen allerdings noch Kosten für Hygieneartikel dazu, die hochgerechnet auf dreieinhalb Jahrzehnte Menstruationsphase, beträchtlich sind.

Bluten kommt teuer!

Ich habe meine Periode zum ersten Mal mit 14 bekommen. Die deutsche Durchschnittsfrau kommt mit 50 in die Wechseljahre. Das wären 36 Jahre Periode.

Bei 5 Tagen Periode x 12 Monate x 36 Jahre

→ 2160 tage

→ 5,92 jahre

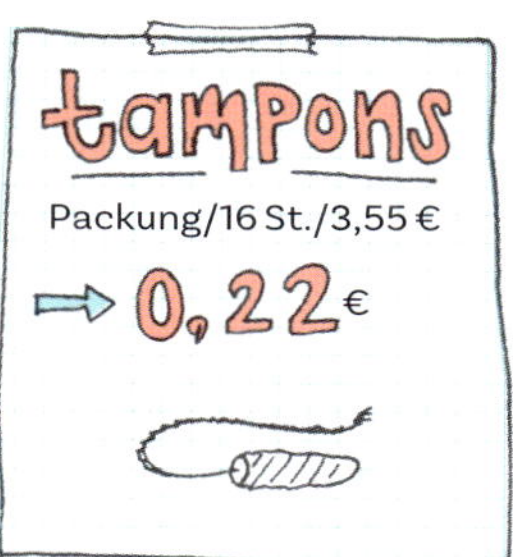

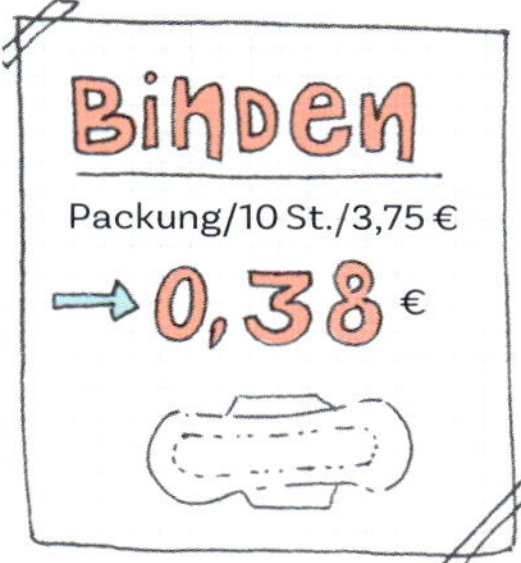

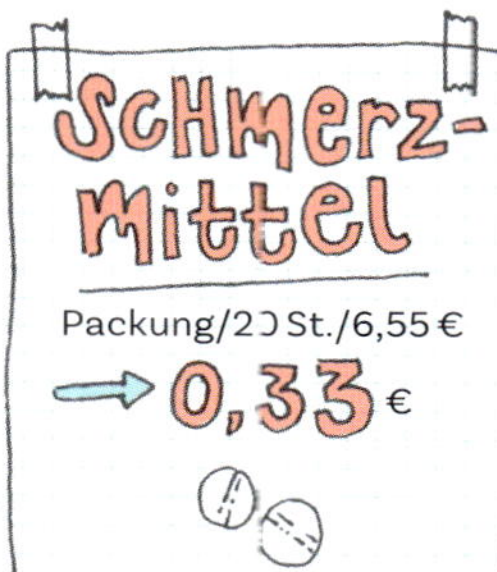

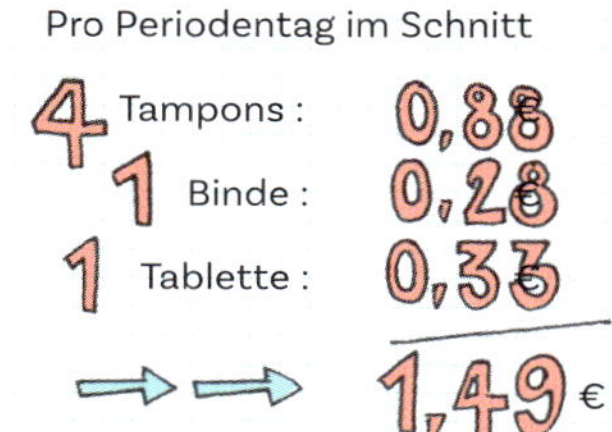

2160 tage x 1,49 €

= 3.218,40 €

Dazu kommen grob überschlagen im Jahr

- 4 Höschen à 10€ → 40 €
- Schokolade und andere Heißhungerstiller für 6€/Mon. → 60 €
- Tee & Alternativen → 10 €
- extra Klopapier → 6 €

116 €

116 € x 36 Jahre = 4.176 € + 3.218,40 €

→ 7.394,4 €

Nachgefragt

Das Thema Nachhaltigkeit ist stark im Kommen – zum Glück! Plastiktüten kosten mittlerweile in den meisten Geschäften Geld, Plastikstrohhalme werden nach und nach aus dem Verkauf genommen und insgesamt scheinen sich mehr Menschen mit Ressourcenschonung zu befassen.

Nachhaltigkeit beim Thema Periode einzubinden (Ha! Hygieneartikel-Witz) ist ein weiterer wichtiger Schritt – die Müllproduktion bei Hygieneartikeln ist immens. Wahrscheinlich ist es dem Trend zum Umweltschutz zu verdanken, dass Menstruationstassen einen Aufwind erleben und in aller Vagina sind – oder?

Wir haben unsere Mädels gefragt, was ihre bevorzugten Hygieneartikel sind und wie sie es mit dieser ganz speziellen Tasse halten.

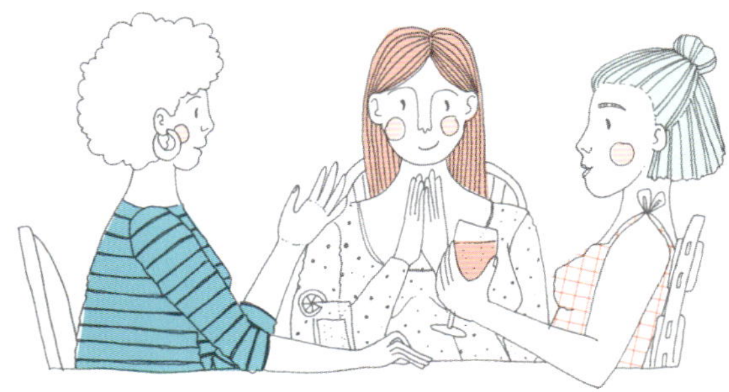

Welche Hygieneartikel benutzt du während deiner Periode?

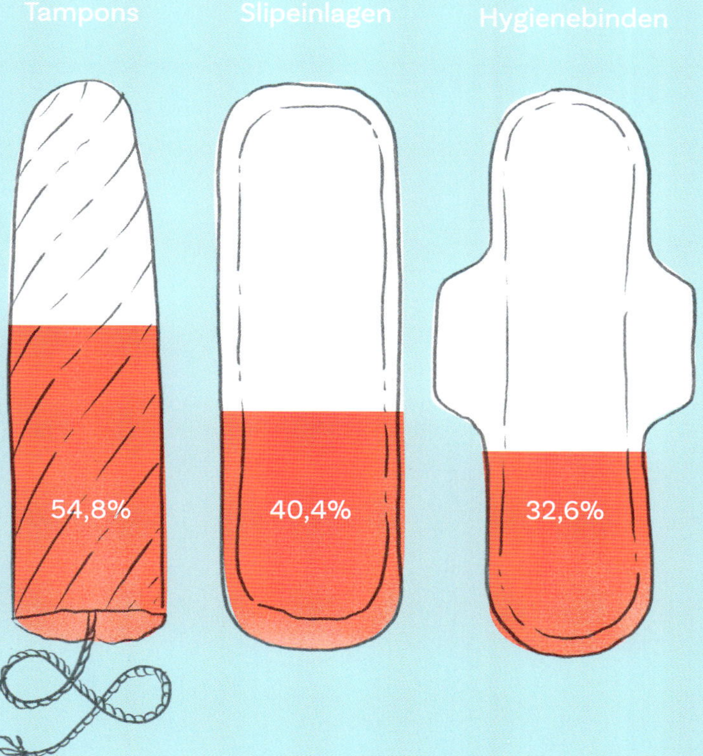

*Statista 2018

Benutzt du die Menstruationstasse?

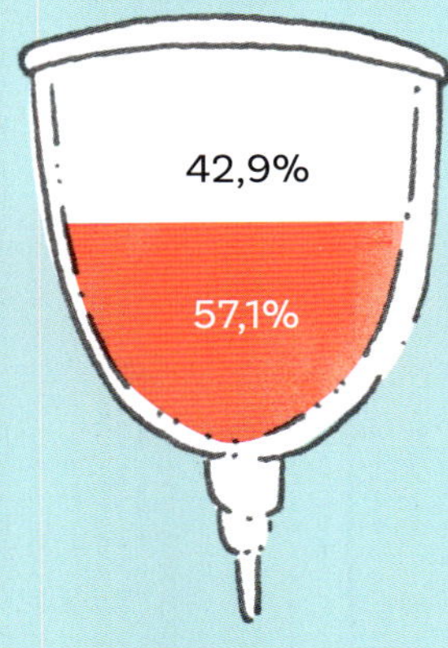

*von 14 befragten Frauen im Zuge einer Umfrage

Wenn nein, warum nicht?

—

„Ehrlich gesagt benutze ich keine Menstruationstasse, weil es ***mich etwas abschreckt.*** Vor allem das Säubern, wenn man auf öffentlichen Toiletten ist, stelle ich mir unangenehm vor. Ich habe mich aber auch noch nicht so viel damit auseinandergesetzt und höre nur Gutes von Frauen, die eine Menstruationstasse verwenden." C, 25

—

„***Aus Gewohnheit,*** Überforderung und weil ich in einer WG wohne. Wenn ich irgendwann mal mein eigenes Bad und Küche habe, um so ein Ding abzukochen, werde ich es auf jeden Fall ausprobieren. Faule Ausreden, ich weiß." L, 24

„Ich konnte mich bis jetzt ***mit dem Material nicht anfreunden.*** Außerdem bin ich oft den ganzen Tag unterwegs und stelle es mir unangenehm vor, die Tasse unterwegs auswaschen zu müssen. Und ich habe erst spät erfahren, das es andere Möglichkeiten als Binden & Tampons gibt." B, 23

„Momentan nehme ich aus gesundheitlichen Gründen eine Pille, mit der ich meine Tage nicht bekomme. Ich habe schon oft darüber nachgedacht, mir eine Menstruationstasse zuzulegen, sollte ich die Pille absetzen. ***Der Gedanke, dass ich mein Menstruationsblut in einer Tasse in meiner Vagina mit mir herumtrage,*** hat mich erst abgeschreckt. Dann ist mir aufgefallen, dass es sich mit Tampons nicht anders verhält, außer dass das Blut in diesem Fall eben in einem dicken Wattebausch festhängt. Das schlagende Argument für eine solche Tasse ist, neben den erheblich niedrigeren Kosten auf lange Sicht, der ökologische Gedanke. Es wird einfach weniger Abfall in Form von gebrauchten Hygieneprodukten produziert." J, 28

„Die Idee der Mehrweglösung finde ich super. Ich habe mir zwei Tassen gekauft und zwei Perioden versucht, mich damit anzufreunden. Ich habe alles nach Anleitung ausgekocht, aber das Einführen hat mich so ***sehr überfordert,*** dass das Vorhaben in Schweißausbrüchen, Ohnmacht und Krämpfen endete. Ekelhaft fand ich es nicht. Ich glaube nur, dass mein Körper den Unterdruck oder so nicht gut verträgt. Jetzt habe ich da zu viel Respekt vor." J, 25

„Da ich schon große Schmerzen bei Tampons hatte, habe ich ***Angst*** die Tasse auszuprobieren." M, 27

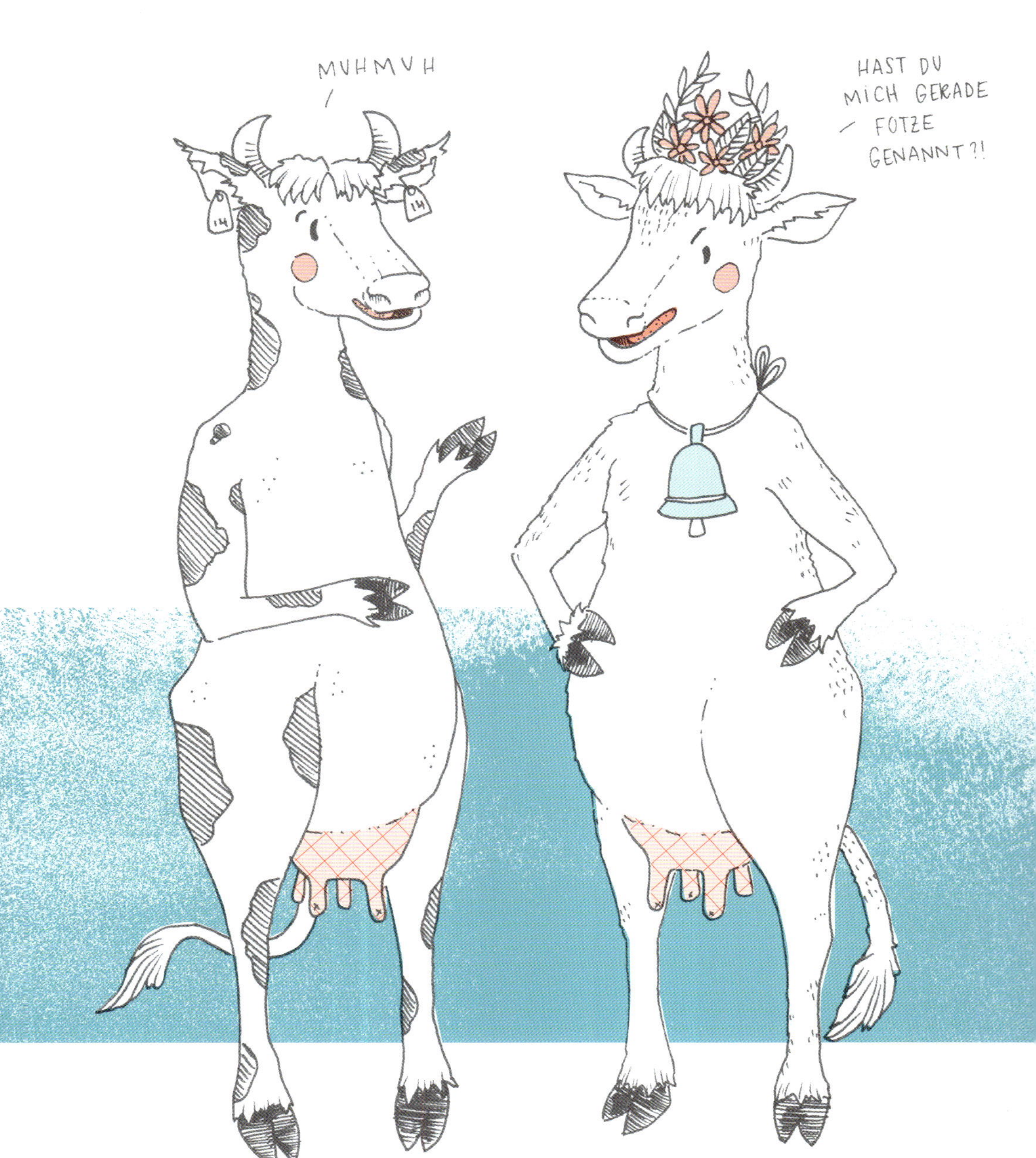
MUHMUH
HAST DU
MICH GERADE
FOTZE
GENANNT?!

Kapitel Drei

V wie Vorname

070 – 081

V WIE VORNAME

Die Vulva beim Namen nennen

Zeig mir deins, dann zeig ich dir meins! Also, Hosen runter: Männer haben einen Penis, Frauen eine … äh … Vagina?
Ja und Nein. Biologisch betrachtet haben Frauen eine Vagina, eben jenen Muskelschlauch, der euch im ersten Kapitel bereits vorgestellt wurde. Im Hosen-runter-Szenario allerdings wäre das Sichtbare, was bei der Frau zu Tage käme, nicht die Vagina.

NICHT DER REDE WERT

Wie heißt das dann nochmal? Ach ja, es fängt auch mit V an. Vulva. Glatt vergessen.
Die Vulva existiert. Sie mag sprachlich vernachlässigt, ja sogar ignoriert werden, aber sie ist da. Da irgendwo zwischen den Beinen einer Frau. Da unten, tief unten im Dunkeln, wo sie keiner finden soll. Bloß nicht benennen, dann wäre sie ja real und man müsste sich mit ihr auseinandersetzen. Wo kämen wir denn da hin? Frauen kämen wohl zu mehr Orgasmen. Nicht auszudenken, was dann los wäre.

! *Scheide ist ein Ausdruck aus dem Mittelalter.*

Woher kommt es, dass das primäre Geschlechtsmerkmal einer Frau gerne verallgemeinernd auf den Begriff Vagina bzw. Scheide reduziert wird? Oder es eben mit vagen Beschreibungen wie „das da unten" im Grunde gar nicht benannt wird? Nimmt man der Vulva ihren Namen, nimmt man ihr die Existenz. Dann ist sie schlichtweg nicht da. Alles, was uns umgibt, hat einen Namen, ob wir es nun mit bloßem Auge sehen wie die Häuser und Menschen vor unseren Fenstern oder ob wir es nicht sehen wie die Atome, aus denen sie gemacht sind. Wird etwas entdeckt, wird es benannt. Das verleiht dem Entdeckten eine Existenzberechtigung, denn mit einem Namen wollen wir auf den Namensträger oder die Namensträgerin hinweisen und ihr Wichtigkeit verleihen. Haben wir nun Probleme, „das da unten“ richtig zu benennen, so wird beides, die Existenz und die Wichtigkeit des „Dingsda“ in Frage gestellt. Aber warum fällt es so schwer, einfach Vulva zu sagen?

!
Was keinen Namen hat, gibt es auch nicht.

Denkbar ist, dass es eine unterschwellige gesellschaftliche Angst vor einer echten weiblichen Sexualität gibt, die durch Nichtbenennug quasi „gebannt“ wird. Damit meine ich nicht das lustvolle Gestöhne, das zum Beispiel die Darstellerinnen in Filmen gerne von sich geben, wenn ihnen unmittelbar, nachdem das Höschen gefallen ist, ein Penis in die Vagina eingeführt wird, der sie wie durch Zauberei nach zwei Stößen zum Orgasmus bringt. Da frage ich nur: „Wingardium Labiosa Harry, wie machst du das bloß?“ Nein, eigentlich frage ich mich, was mit meiner Vagina nicht stimmt, wenn sie mich nicht in allerkürzester Zeit durch Penetration zum Orgasmus kommen lässt. Das Problem ist dabei merkwürdigerweise nicht in meiner Vagina zu finden. Die Gute hat nichts falsch gemacht, denn sie ist und bleibt, wie bereits mehrfach erwähnt, ein Muskel. Mehr zum Thema Orgasmus findest du im Kapitel V wie Verkehr. *160*

Preisfrage: Womit ist der Muskel nicht ausgestattet?

a. sensible Nervenfasern
b. sensible Nervenfasern
c. sensible Nervenfasern

Richtig, mit sensiblen Nervenfasern. Wenn es so wäre, würde das biologisch betrachtet sogar ein echtes Problem darstellen, wenn man bedenkt, dass dieser Muskelschlauch vor allem dafür gedacht ist, Babys ins Freie zu befördern. Wäre die Vagina also mit einem Nervengewebe ausgestattet wie zum Beispiel die Vulva, würde keine Frau der Welt eine natürliche Geburt ertragen. Die spärliche nervliche Ausstattung der Vagina ist übrigens auch der Grund, warum Frauen sich Tampons einführen können, ohne einen Orgasmus zu bekommen (nur um an dieser Stelle ein weiteres Mysterium zu lüften). „Wingardium Labiosa" trägt die Antwort in sich. Würde Harry unsere Labien zum Fliegen bringen, anstatt nur mit seinem Zauberstab in unserer Vagina herumzustochern, wäre ein magisches Erlebnis nicht weit.

DAS SCHWARZE LOCH

Da sind wir doch glatt von der Vulva in die Vagina gerutscht und das eine verschwindet in der anderen wie in einem Loch. Da wären wir erneut an dem Punkt des Nicht-Daseins angelangt – alles in ein dunkles Loch zu stopfen und es zu vereinheitlichen ist einfacher, als sich einzeln mit allen Beteiligten auseinanderzusetzen. Und warum auch nicht? Wir haben doch gelernt: Beim Sex schiebt der Mann seinen steifen Penis in die feuchte Vagina der Frau. Von Vulva keine Spur, demnach scheint sie nicht zu existieren und kann so erst recht keine Rolle beim Sex spielen. Dafür reicht jenes Loch, dessen war sich auch bereits Jean-Paul Sartre sicher, wie Liv Strömquist in „Ursprung der Welt" festgehalten hat: *„Das Sexualorgan ist vor allem ein Loch. Das weibliche Geschlechtsorgan ist (...) ein Ruf nach Sein wie überhaupt alle Löcher; die Frau an sich ruft nach einem fremden Fleisch, mit dem sie* *durch Eindringen und Auflösen in Seinsfülle verwandelt werden soll. Die Frau empfindet ihre Lage als einen Ruf, eben weil sie „durchlöchert" ist. Das ist der wirkliche Ursprung des Adlerschen Komplexes.*" Bedeutet, dass Frauen, die leider kein Geschlechtsorgan, sondern nur ein Loch besitzen, sich sehnlichst nach der Zuwendung eines Penis sehnen, der ihr Nicht-Sein in Form eines Lochs stopfen und so ihren genitalen Mangel beheben soll. Das hebt dann auch ihr Selbstwertgefühl.

x Adlerscher Komplex = geringes Selbstwertgefühl

Zurück zur gesellschaftlichen Angst vor weiblicher Sexualität und der Angst vor der Benennung der Vulva. Anatomisch gesehen lässt sich die Vulva nicht ignorieren, auf sprachlicher Ebene sieht das immer noch anders aus. Lässt sich hier die fehlende Notwendigkeit der korrekten Benennung mit der fehlenden Notwendigkeit beim Sex verbinden? Das klingt doch einleuchtend. Es wird nicht gebraucht, also ist es nicht wichtig, also kriegt es auch keinen Namen. Auch andersrum wird ein Schuh draus: Es hat keinen Namen, also ist es nicht wichtig, also wird es auch nicht gebraucht. Fall gelöst.

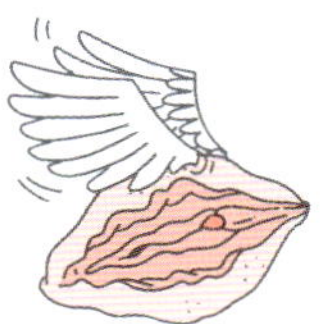

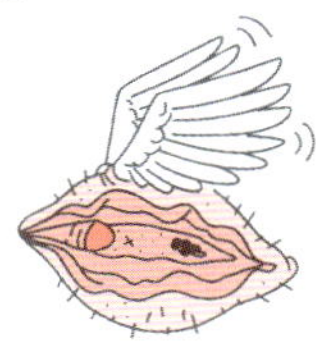

Wie kann man also diesen Kreislauf durchbrechen? Durch Aufklärung, und zwar ehrlich und vollständig, von Anfang an. Wenn die Söhne erklärt bekommen, dass sich zwischen ihren Beinen Penis und Hoden befinden, haben die Töchter das gleiche Recht auf korrekte Antwort auf die Frage, was da zwischen ihren Beinen ist. Puuh, das riecht ja fischig nach Gleichberechtigung. Also lieber schnell die Nase zuhalten und mit peinlich berührter Stimme erwidern: Du hast da ein*e

namenlos yoni
Feuchtgebiet Mus
Fotze PFLÄUMCHEN südlic
muschmusch Punan
vagaga
BÜCHSE MURMEL
VULVA vagina
VAJAYJAY mus
Uschi down und
Mizie ERDBEE

onigtopf Geschlecht
l Schatzkästchen
Hemisphäre Mumi
Puss Perle SCHEIDE
ushka MUMU Vajin
PUSSY teil DA UNTEN
i Vagier LOCH
r untenrum
Schischi Möse

oder man erklärt, dass sie da unten gar nichts hat. Auf den ersten Blick könnte man sagen: Ersteres würde „dem da unten“ immerhin einen Namen verleihen! Stimmt, „es“ hätte einen Namen. Mit „Büchse, Schischi, Mumu und Mizie“ ist dann genau was gemeint? Die Vulva? Die Vagina? Oder nur der Eingang der Vagina? ALLES? Nicht nur, dass diese überwiegend süßlichen Begriffe nur noch mehr Verwirrung stiften, weil sie keine genaue Auskunft darüber geben, was sie eigentlich bezeichnen – sie verwirren noch weiter, weil sie in so zahlreicher und individueller Form auftreten. Wie paradox, dass für den kurzen, einfachen Begriff Vulva lieber Ausdrücke wie „Schatzkästchen“ oder „Südliche Hemisphäre“ verwendet werden. Die Vulva wird lieber be- und umschrieben, als sie bei ihrem tatsächlichen Namen zu nennen. Und dass überhaupt so viele Kosenamen für etwas erfunden werden, was ja gar nicht existiert, ist an sich schon widersprüchlich.

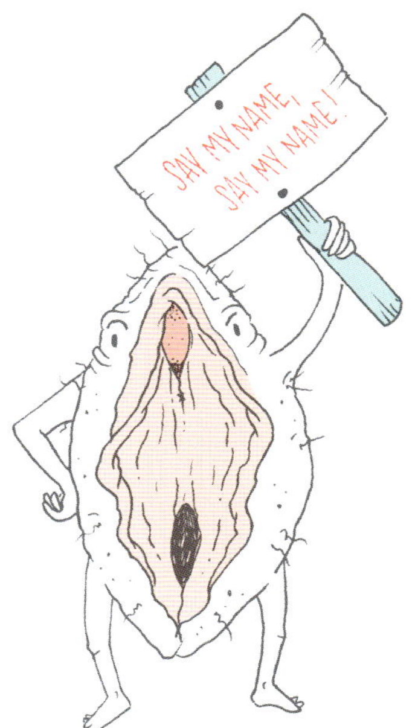

VERFLUCHT

Wie wäre es also mit Vulva? „Mein liebes Kind, du hast eine Vulva zwischen den Beinen." Dieser Satz scheint eine Art Fluch zu sein, sonst würde er nicht so schwer über die Lippen gehen. Die Wirkung ist fatal: Er sagt Mädchen und Frauen die Wahrheit über das ominöse Etwas da zwischen ihren Beinen. Das allerdings könnte schwerwiegende Folgen haben: Wenn sie nun neugierig werden und sich mehr mit ihrem neu entdeckten Körperteil beschäftigen, werden sie merken, wie viel Spaß frau damit haben kann und zwar … in sexueller Hinsicht! Das würde ja heißen, dass auch die liebe kleine Tochter irgendwann ihre Sexualität entdecken und – ich will es gar nicht aussprechen, wie gut, dass ich es nur ausschreiben muss – vermutlich Sex haben wird! Mit Partner*in oder mehreren Partner*innen und vermutlich auch mit sich selbst! Sobald die Vulva wirklich von Tabus befreit ist, könnten Frauen, ausgestattet mit dem Wissen um ihre Vulva, mehr (Selbst-) Bewusstsein in Bezug auf ihre eigene Sexualität entwickeln. Was wiederum, und da hänge ich mich nun gewagt weit aus dem Fenster, zu mehr Gleichberechtigung führen würde. Der Unterschied zwischen Männern und Frauen, was die Bezeichnung ihrer Geschlechter angeht – die einen haben da was, die anderen nicht –, würde fortan entfallen.

„Die weibliche Sexualität (…) ist das wohl mystischste, politischste und zugleich das neben der Tiefsee am wenigsten erforschte Thema der westlichen Gesellschaft. Vorgeschoben wird in dieser Diskussion häufig das Argument, dass eine offene, freie Sexualität den Zauber der Erotik zerstören würde. Doch eigentlich steckt dahinter nur die tiefe Angst vor der weiblichen Potenz."

› ze.tt „Meine Klitoris ist politisch"

Woher diese Angst vor der Existenz echter weiblicher Sexualität rührt und warum es sie bis heute gibt, wird im folgenden Kapitel V wie

82

Versuchung näher erläutert. Denkbar wäre auch, dass mit ihrer Benennung und der damit einhergehenden Anerkennung ihrer Existenz die Vulva beim Sex zwischen Mann und Frau ins Spiel kommen und nicht mehr ignoriert werden könnte. Hieße, dass da zusätzlich zu dem Loch, was ja durch einen Penis gefüllt werden muss, eine ganz neue Baustelle zu berücksichtigen wäre. Und stellte man sich nun die Situation vor, in der eine Frau – sich gänzlich ihrer Körperteile inklusive Vulva und ihrer Möglichkeiten bewusst – beim Sex mit einem Partner anmerkte, sie würde durch reine Penetration nicht zum Orgasmus kommen, dann würde das ja bedeuten, dass das bisher gängige Bild des befriedigenden Rein-Raus-Sex falsch war. Und was dann?

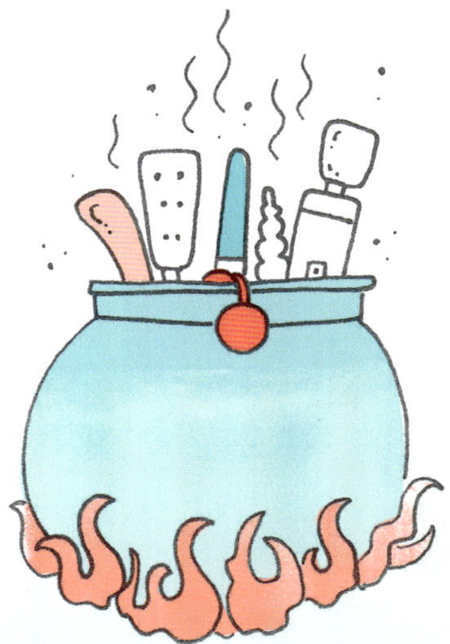

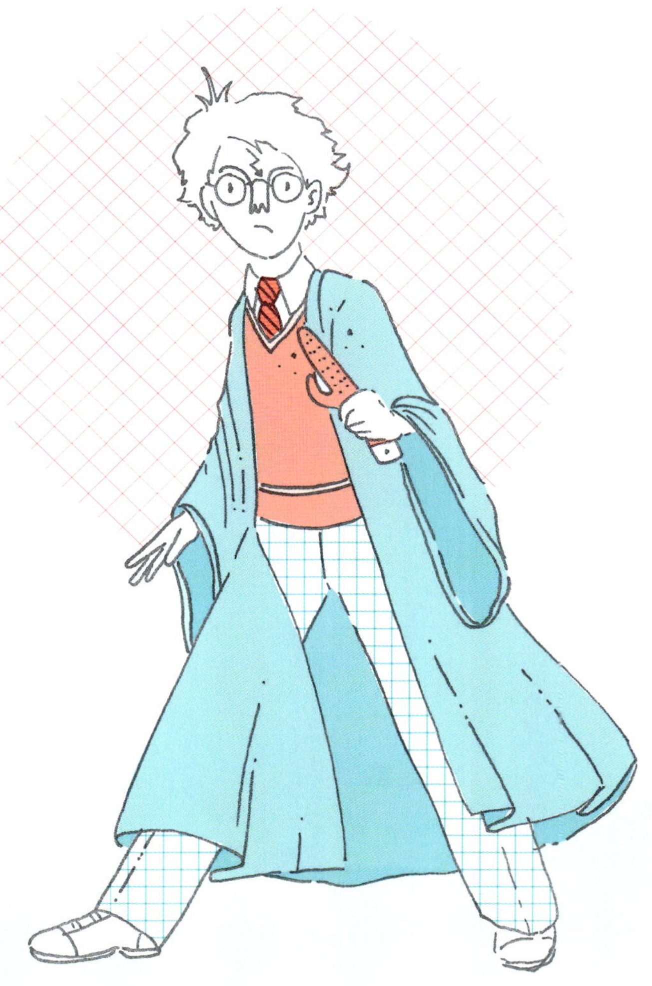

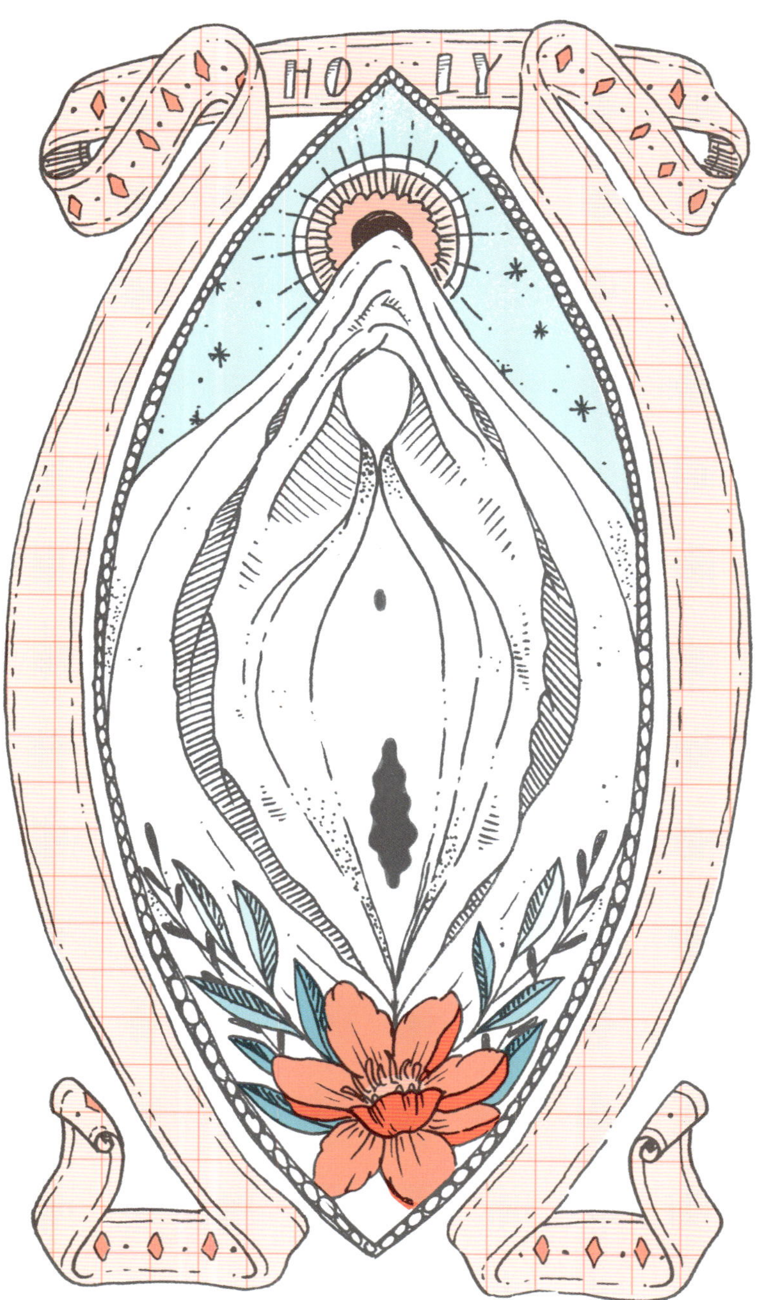
HO LY

Kapitel Vier

V wie Versuchung

082 – 093

V WIE VERSUCHUNG

Der Ursprung der Scham und andere Mythen

Wie ihr bereits im ersten Kapitel erfahren habt, habe ich nach der Grundschule ein katholisches Mädchengymnasium besucht. „Warum sucht man sich ein katholisches Mädchengymnasium aus?", mag sich wohl die eine oder der andere fragen. Plausibel wäre: „Weil Religion eine wichtige Rolle in meinem Leben spielt und ich Jungs doof finde". Das mag bei manchen Bewerberinnen der Fall gewesen sein, bei mir allerdings nicht (außer das mit den Jungs vielleicht). Ich hatte profanere Gründe. Das Gymnasium in meiner Heimatstadt war dunkel, überall klebten Kaugummis und alles schien abgenutzt und nicht gut gepflegt zu sein. Das nächstgelegene Gymnasium, das damals also für mich in Frage kam, war eben jenes katholische Mädchengymnasium.

Wir wurden am Einschulungstag nach Haarfarbe in Klassen eingeteilt und erhielten unseren ersten Satz Schuluniformen: blütenweiße, die Unschuld beteuernde Blusen, rote Krawatten und dunkelblaue Faltenröcke, die exakt bis an die Stelle reichten, wo die Fingerspitzen bei aufrechter Haltung die Oberschenkel berühren. Ach ja und Kniestrümpfe natürlich, damit wir uns die Schienbeine beim täglichen Beten auf den Holzbänken in der Kirche nicht aufscheuerten und an denen wir unsere knallroten Äpfel abreiben konnten, um danach in Zeitlupe von ihnen abzubeißen.

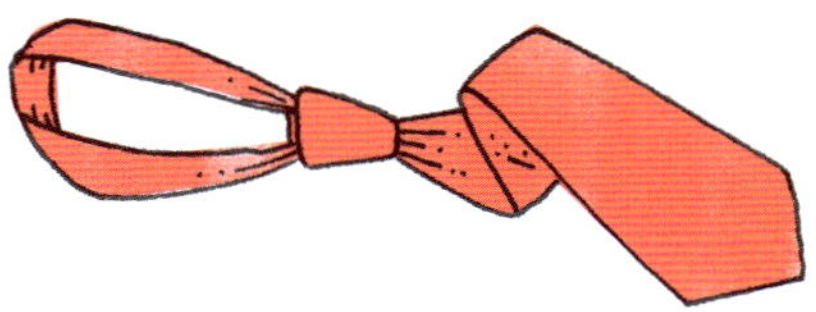

AN APPLE A DAY KEEPS ANERKENNUNG AWAY

Scherz, wir trugen keine Uniformen. Das Gerücht kursierte zwar in unregelmäßigen Abständen, aber eingeführt (Haha, Peniswitz) wurden sie nie. Außerdem wird die Mädchenschule-Geschichte langsam langweilig. Was den Apfel betrifft, erweist der sich bei näherer Betrachtung als ziemlich symbolträchtig und verboten.

Auf Bildebene ist der Apfel ein Symbol des sichtbaren weiblichen Geschlechtsorgans, der Vulva. In zwei Hälften geschnitten, sodass das Kerngehäuse frei liegt, zeigt sich der Apfel als sehr passendes Bild. In der Mythologie spielt der Apfel eine prominente Rolle als die „Verbotene Frucht" im Garten Eden. Die Schlange, welche übrigens erst in der christlichen Ikonographie zur Widersacherin degradiert wurde und in anderen Mythologien bisweilen als mystisch und göttlich angesehen wurde, bringt Eva dazu, sich der Verlockung hinzugeben und von der verbotenen Frucht zu kosten. Als wäre das nicht schon genug der Schande, verführt die willensschwache Eva auch noch den armen Adam dazu, einen Bissen zu versuchen. Die Folgen sind bekannt: Durch den Verzehr des Apfels, des Symbols der Vulva, erlangen beide die Erkenntnis, dass sie Geschlechtsteile haben – und bedecken diese kurzerhand mit Blättern, da sie sich ihrer nun schämen. Hier liegt denn auch der Ursprung der Bezeichnung „Scham" in Bezug auf die Genitalien zu verzeichnen, die sich im heutigen deutschen Sprachgebrauch bis auf wenige Ausnahmen, wie zum Beispiel die der „Schamhaare", nur auf die Genitalien der Frauen bezieht und sich hartnäckig hält. Ausdrücke wie „Schambereich" und „Schamlippen" bezeichnen im heutigen Sprachgebrauch vorwiegend weibliche Körperteile. Dem weiblichen

›
Mithu M. Sanyal, „Vulva; Die Enthüllung des unsichtbaren Geschlechts"

V wie Versuchung

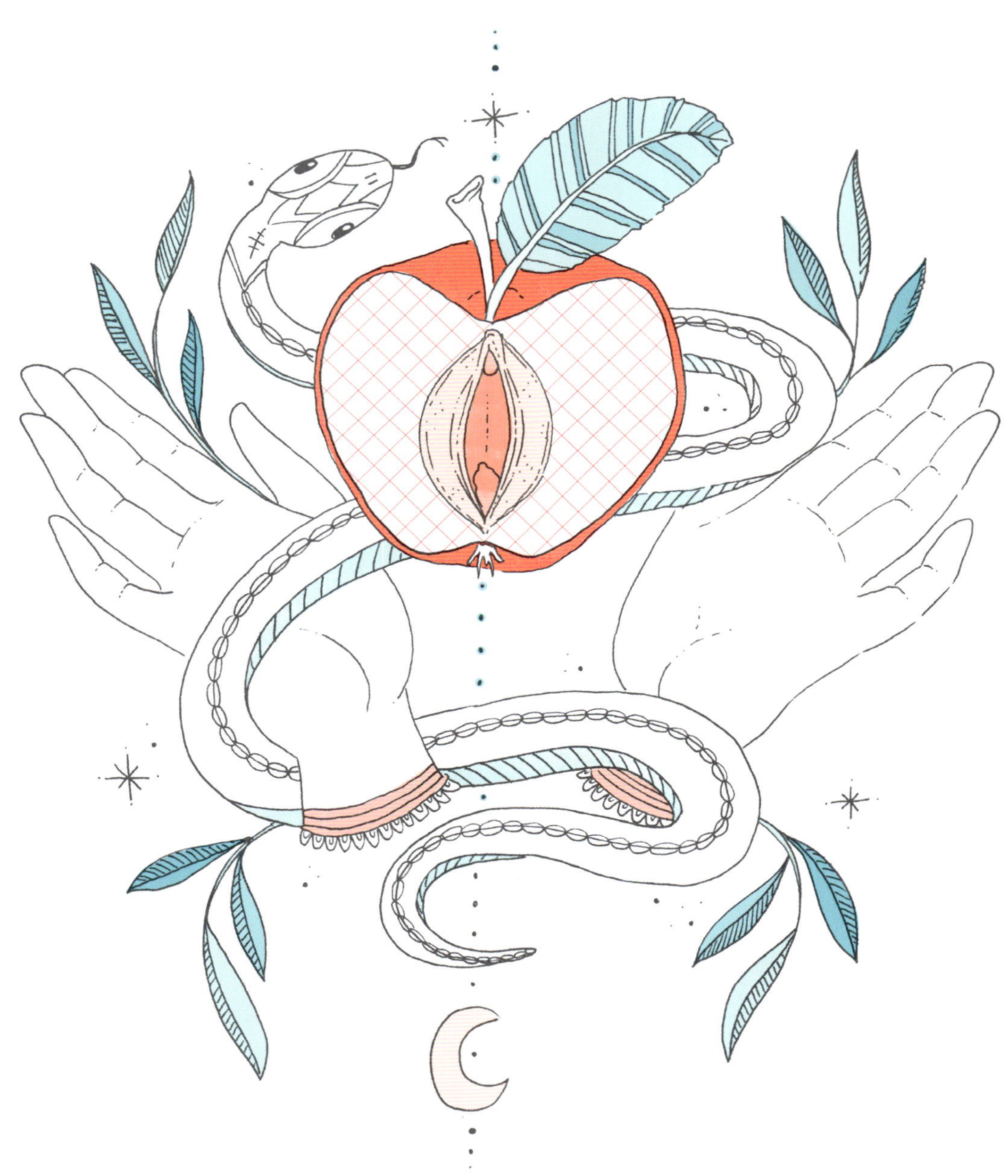

„Schambereich" steht als Äquivalent häufig der männliche „Genitalbereich" gegenüber. Die Frau hat sich bis in alle Ewigkeit – und sei es auf sprachlicher Ebene – für ihren schlimmen Fehler im Paradies zu schämen und dafür Buße zu tun. Selber Schuld also, dass die Vulva bis heute mit Scham verknüpft ist.

Dieser ersten aller Sünden, begangen durch eine Frau, verdanken die Menschen nach jüdischer und christlicher Schöpfungsgeschichte die Verbannung aus dem Paradies, die Verhüllung der Geschlechtsorgane und die Frauen bis heute die Abwertung und Verheimlichung der Vulva. Dieser Bereich, der als „Schambereich" mehr oder weniger als Sperrzone gilt und doch so eng mit dem Ursprung des Lebens verbunden ist, wird auf alle Zeit versteckt und mit etwas Schlechtem und Sündigem gleichgesetzt, das dem Göttlichen entgegensteht. Der weibliche Körper und vor allem die Vulva sind für immer als unrein anzusehen und so arg mit Sünde behaftet, dass diese wie schlechtes Erbgut von Generation zu Generation weitergegeben wird – nur Jesus war zum Glück nicht davon betroffen, da er ja durch unbefleckte Empfängnis gezeugt wurde. Wie paradox – man soll sich für etwas schämen, was Leben schenkt.

!
„Der Körper der Frau ist stinkend und unrein, ein schmutziger Sack voller Ausscheidungen und Urin."
– Arnobius v. Sicca

MYTHOS VULVA

Die Vulva wird seither von unzähligen Mythologien und Sagen umrankt. Es handelt sich dabei nicht ausschließlich um negative – so gibt es Erzählungen, die die Vulva als göttlich, lebensspendend und sogar als etwas darstellen, das vor Unheil schützt. In einigen Geschichten werden Teufel und Dämonen durch die offene Zurschaustellung von Vulven in die Flucht geschlagen, was die Menschheit bis

›
Mithu M. Sanyal, „Vulva; Die Enthüllung des unsichtbaren Geschlechts"

ins späte Mittelalter dazu veranlasste, Statuen von nackten Frauen mit gespreizten Beinen an Klöstern, Kirchen und Stadttoren als Schutz vor Bösem anzubringen. Ein ziemlich ambivalentes Verhalten, was da an den Tag gelegt wird, wenn man überlegt, dass die Vulva an anderer Stelle zum Beispiel als gemeingefährliches, bezahntes Monster beschrieben wird, das leidenschaftlich gerne Männer frisst.

Kleiner Exkurs: Von der Retterin zum Reißzahn

Ich bin von klein auf ein großer Fan von griechischen Sagen. Meine Eltern haben meiner Schwester und mir eine Kassettensammlung mit „Griechischen Sagen" geschenkt, die wir bis zum Erbrechen auf langen Autofahrten und abends zum Einschlafen gehört haben. Deswegen war ich umso begeisterter, als ich eine Geschichte um die griechische Göttin Demeter gelesen habe, bei der eine spezielle Vulva ein Wunder bewirkt hat.

Demeter, die griechische Göttin der Fruchtbarkeit und des Ackerbaus, hat sich nach der Entführung ihrer geliebten Tochter Persephone in die Unterwelt zurückgezogen und ist am Boden zerstört. Gefangen in ihrer Trauer und ihrem Zorn, vernachlässigt sie ihre Pflichten als Göttin: Folglich bleiben die Ernten und Geburten der Menschen aus. Hunger und Tod verbreiten sich allerorten, und keiner der anderen Götter vermag Demeter Trost zu spenden. Niemand – bis auf Baubo. Baubo gibt es in ganz verschiedenen Kulturkreisen. In Ägypten wurde sie beispielsweise unter dem Namen Bebt verehrt, in Japan als Ame no Uzume. Ihre Eigenschaften ähneln sich. Baubo ist die Göttin des Lachens, aber auch der Unzucht, da sie zum Beispiel schamlos zweideutige und obszöne Witze erzählt, und sie ist sich der Lebendigkeit und Kraft ihrer Vulva bewusst. So nähert sie sich also der untröstlichen Demeter und tut etwas, auf das nur Baubo kommen kann: Sie zeigt

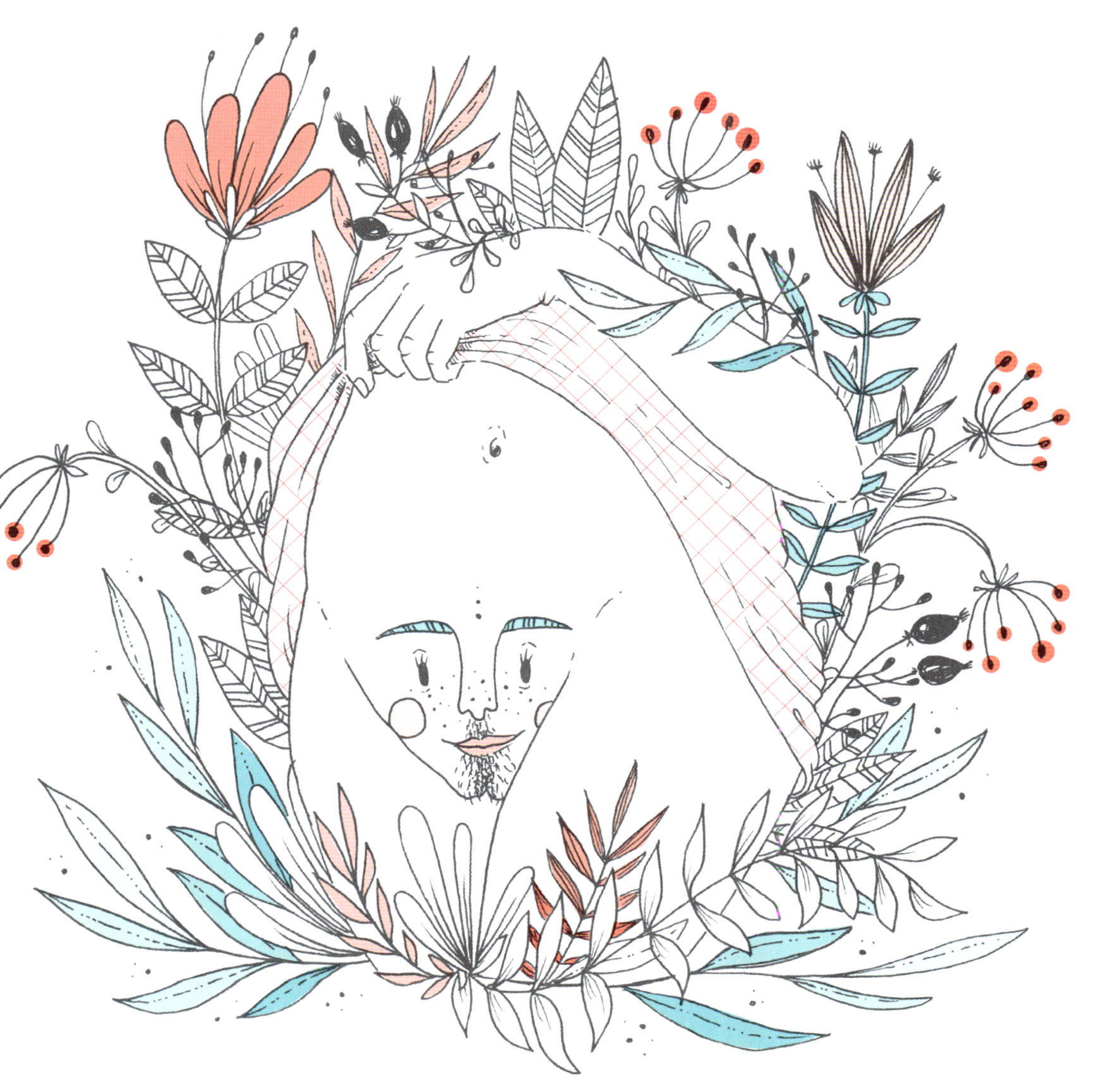

Demeter ihr Geschlechtsteil. Demeter muss über diesen unerwarteten und etwas ungewöhnlichen Anblick lachen, und auch Baubo fällt in ihr Gelächter mit ein. Schließlich kann sie Demeter umstimmen, und diese lässt das Land wieder erblühen. In einigen Versionen dieser Erzählung wird Baubo als Göttin dargestellt, deren Kopf gleichzeitig Bauch und deren Mund ihre Vulva ist – in diesem Falle spricht Baubos Vulva direkt zu Demeter. Das Zeigen der Vulva wird in diesem Mythos mit einer Abwehrgeste gleichgesetzt: Baubo holt Demeter aus ihrer Depression, spendet ihr neue Lebenskraft und bewahrt sie vor Trauer, die Menschen aber vor Hunger und Tod. So erfrischend humorvoll Baubo hier als Symbol einer ganz freien, wilden und mächtigen Weiblichkeit dargestellt wird, so unverschämt bösartig werden Weiblichkeit und speziell die Vagina in anderen Epochen repräsentiert.

Ein Sprung in die Zeit der – oh Wunder – Hexenverfolgung. Die Kirche verbreitete das Gerücht, dass sich Hexen durch Zauber Zähne in der Vagina wachsen lassen könnten und so zu gefährlichen Monstern würden, die Männern die Penisse abbeißen. Die Erzählung der Vagina Dentata, der bezahnten Vagina, taucht in vielen Kulturen auf und ist jedes Mal ebenso skurril wie bescheuert. Richtig Spaß an der Sache hatte Sigmund Freud, der mit seiner unbändigen Kastrationsangst und allgemeinen Furcht vor Frauen den Begriff prägte. In Indien gibt es zahlreiche Erzählungen von Männern, die bezahnte Vaginas bezwungen haben sollen, indem sie ihnen die Zähne zogen – durch Vergewaltigung, gerne auch mehrfache. Die Legenden um die Vagina Dentata stellen ihre Helden als mutige Kämpfer dar, die mit allen Mitteln – und sei es mit Stock und Stein – der bösen Vagina die Zähne ziehen. Wer das nicht schafft, dem wird der Penis abgebissen und gierig verschlungen. Wie Würstchen auf einer Grillparty.

›
vice.com
„Wenn die Vagina zurückbeißt – Geschichten eines patriarchalen Mythos"

All diesen Mythen und Geschichten liegt die Angst vor weiblicher Sexualität und dem weiblichen Körper zugrunde. Beides sind ernst zu nehmende Bedrohungen, die unbedingt durch männliche Hand kontrolliert und unterdrückt werden müssen. Wenn Frauen und ihre Vaginas erst richtig entfesselt sind, werden Männer kastriert und die sexuelle Vormachtstellung neu vergeben. Das hört sich vielleicht nach Quatsch an. Allerdings zeigen die Kämpfe, die weltweit gegen Frauen geführt werden – seien sie physischer oder sprachlicher Natur –, dass selbst so abseitige Vorstellungen wie die der Vagina Dentata tief verwurzelt sind. Nicht zuletzt werden durch solche überlieferten Mythen bis heute die Unterdrückung und Erniedrigung von Frauen legitimiert.
Um das nochmal deutlich hervorzuheben: Vaginas mit Zähnen, die als blutrünstige Monster Penisse abbeißen? Wer kommt auf so einen Schwachsinn?

MÄRCHENSTUNDE

Klein Hans muss ins Bett. Er bittet seinen Vater, für ihn unter dem Bett nachzusehen, ob dort eine gefährliche Vagina Dentata im Dunkeln lauert. Der Vater fängt an zu schwitzen, zählt bis drei und schaut unter dem Bett nach. Erleichtert und mit stolz geschwellter Brust verkündet er seinem Sohn: „Nein, dort ist nichts. Ich habe sie mit meinem Stock vertrieben! Dir wird kein Leid geschehen." Er fuchtelt mit seinem Stock hin und her. „Und im Schrank neben der Tür?", fragt Klein Hans ängstlich. Der Vater umklammert seinen Stock fester und versucht, seinen schneller werdenden Atem zu kontrollieren. Er nähert sich der Tür, Schweiß rinnt ihm die Stirn hinunter. Wieder zählt er bis drei und öffnet dann mit einem Ruck den Schrank. Oh, Schreck!

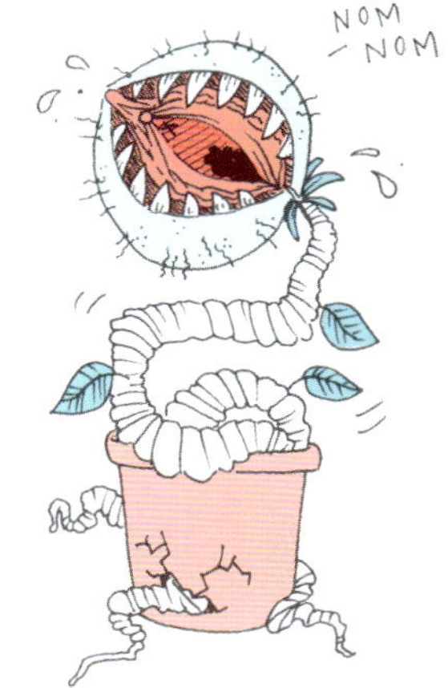

Eine wilde Vagina Dentata stürzt sich zähnebleckend auf den Vater und reißt ihm mit einem Happs den Penis ab. Entmannt geht dieser zu Boden. Klein Hans rennt schreiend aus dem Zimmer. Da der Penis doch eher klein war, verschlingt die wilde Vagina Dentata den Vater mit Haut und Haar. Jetzt ist sie satt.
Ende.

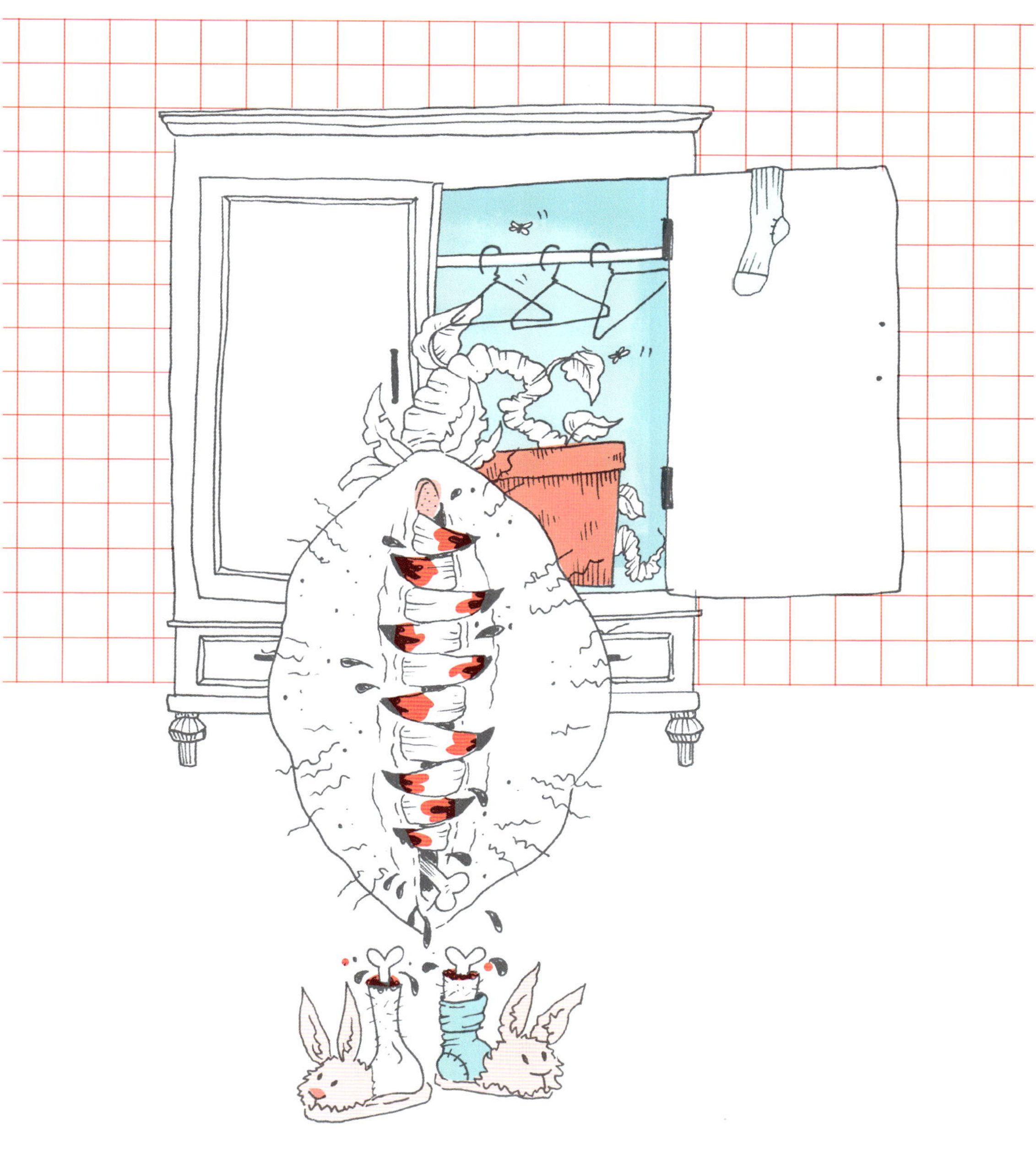

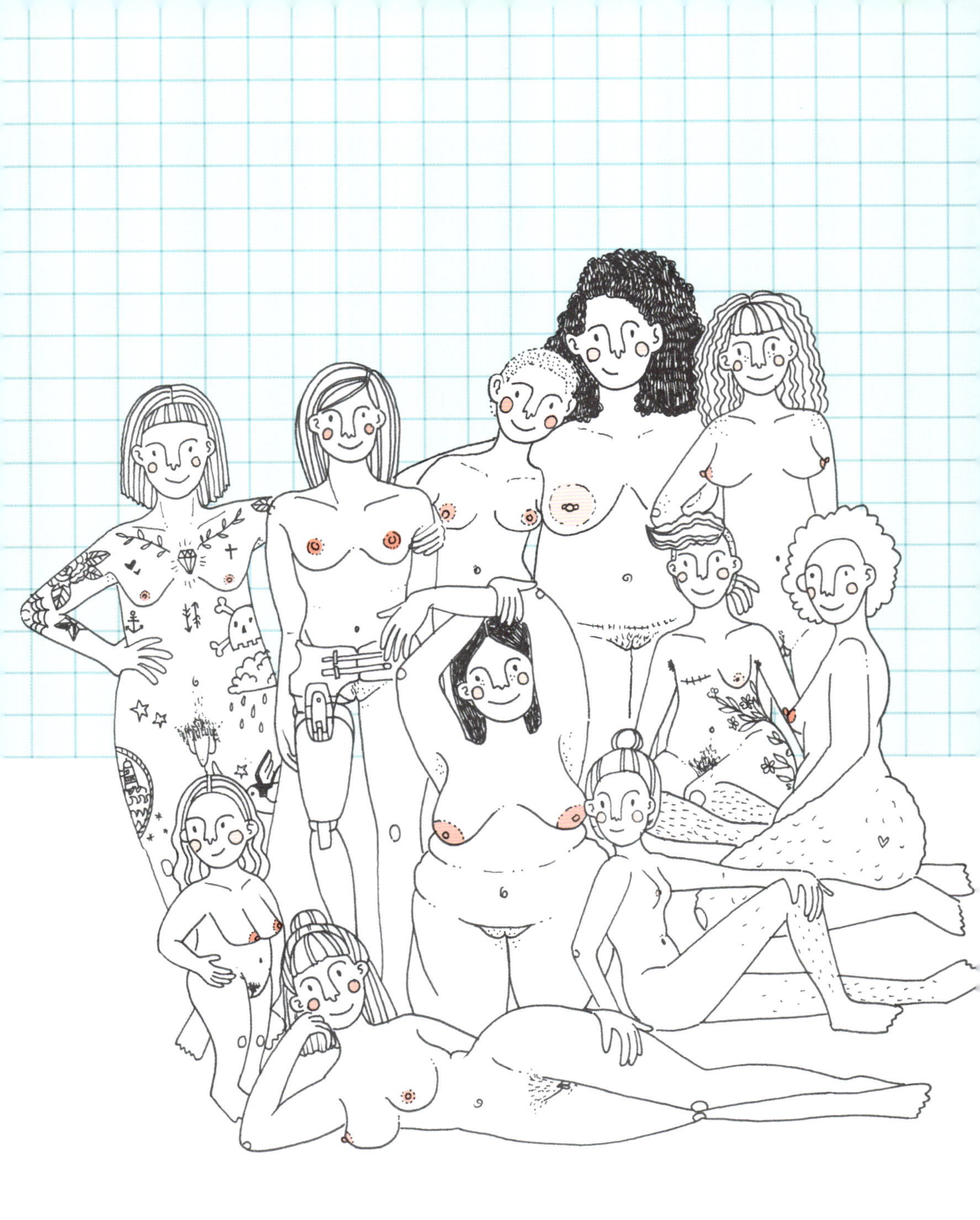

Kapitel Fünf

V wie Verwurzelt

094 – 117

V WIE VERWURZELT

Warum die Scham ein hartnäckiger Begleiter ist

Insbesondere Frauen haben bis heute verstärkt mit dem Gefühl der Scham zu kämpfen. Der Aspekt der Körperlichkeit spielt dabei eine tragende Rolle, sei es direkt auf ihre Geschlechtsteile bezogen oder allgemein auf ihren Körper bzw. Teile davon. Schamgefühle bei Frauen haben meist einen körperbezogenen Ursprung. Formulierungen wie „das schwache Geschlecht" prägen und stärken das Gefühl, dass sich Frauen bezogen auf ihre Körper schlechter fühlen und sich dafür schämen müssen, da sie dem „starken Geschlecht" immer in etwas nachstehen werden. Dazu kommen eben erwähnte (und weitere) kulturelle Probleme, die sich über die Zeit hinweg tief verwurzelt haben und bis heute unterschwellig zur „weiblichen Scham" beitragen. Zum Ausdruck „schwaches Geschlecht" kommt noch ein weiterer wertender Begriff hinzu: das „schöne Geschlecht". Oh, vielen Dank für das Kompliment! Ich meine, wer bekommt nicht gerne gesagt, dass sie oder er gut aussieht? Sich schön zu fühlen und auch in den Augen anderer als „schön" gesehen zu werden, ist unbestreitbar ein schmeichelndes und gutes Gefühl. Aber Achtung an alle, die das Wort „Emanze" gerne negativ verwenden und der Meinung sind, dass diese noch das kleinste Kompliment als persönlichen Angriff und penetrativen Sex generell als Vergewaltigung sehen: Das „schöne Geschlecht" ist ein zweischneidiges Schwert: Tatsächlich trägt es dazu bei, dass Frauen nach wie vor tendenziell mehr auf ihr Äußeres reduziert werden als Männer, denn das „schöne Geschlecht" ist ein Titel, dem man auch gerecht werden muss.

WENIGER IST MEHR

Schauen wir uns die Modeindustrie an, denn sie lässt sich hervorragend mit dem tief sitzenden Problem der Verobjektivierung und Sexualisierung von Frauenkörpern in Verbindung bringen. Die Fokussierung und die daraus folgende Reduzierung auf das Aussehen einer Frau verstärken Scham- und Angstgefühle hinsichtlich des eigenen Körpers. Wenn etwas ständig unter Beobachtung steht und wertenden Blicken ausgesetzt ist, ist es gar nicht so einfach, nicht auch in die Rolle der körperlichen Schönheitsrichterin zu verfallen. Werde ich den an mich gestellten Anforderungen gerecht? Mache ich auch genug aus mir? Der Druck steigt, immer mehr Wert auf sein Äußeres zu legen und den eigenen Wert über den Körper zu definieren. Die Ansprüche an den weiblichen Körper, „schön“ zu sein, zeigen sich heute vor allem darin, dass er schlank, straff und makellos sein soll. So gilt er als attraktiv und begehrenswert. Kleidung spielt dabei ebenfalls eine wichtige Rolle, um diese Attribute zu unterstreichen und zu festigen. Ich bin mir nicht sicher, ob es übertrieben ist zu behaupten, dass weibliche Sexualität auch über Kleidung kontrolliert wird oder werden kann, aber ein selbst erlebtes und oft erzähltes Beispiel lässt mich ernsthaft darüber nachdenken.

An meiner Mädchenschule gab es Beschwerden über „unsittliche“ und „unpassende“ Kleidung seitens der Schülerinnen. Zu kurze Hosen und zu weit ausgeschnittene Oberteile erregten Ärger, da sie *zu viel zeigten*. Zu viel *nackte Haut*. Zu viel für wen? Die Jungs an unserer Schule? Wäre schlimm genug, aber warte, nö. Also war den Lehrerinnen und Lehrern diese ganze bloßgelegte Haut zu viel. Unangenehm.

Was passiert bei zu viel, wenn zu viel als „unpassend" erachtet wird? Dass den Mädels dann auf den Hintern und in den Ausschnitt geglotzt wird, weil sie zu freizügig mit ihren Körperteilen umgehen, die ihnen gehören? Entschuldigung, das Problem liegt dabei natürlich ganz auf unserer Seite. Wenn wir uns „zu freizügig" kleiden, sind wir offenkundig selbst Schuld daran, dadurch zu Objekten zu werden. Den Aufkleber „sexy" drücken wir uns natürlich auch nur selbst auf und können uns nur dafür entschuldigen, dass wir Männer (und Frauen) mit unserer Kleidung im Grunde nötigen, hinzuschauen und sie sich (im Schulalltag) deswegen vielleicht unwohl zu fühlen. Aber warum unwohl fühlen? Könnte man sich nicht auch einfach beim Anblick eines Dekolletés denken: „Wow! Sieht echt super aus!" oder „Ah, das nennt man Brüste"? Nein, weil der weibliche Körper an Übersexualisierung leidet. Ein tiefer Ausschnitt – Sex. Nackte lange Beine – Sex. Bauchfrei – Sex. Eine Frau in freizügiger Kleidung bietet sich dar und trägt (in diesem Fall in der Schule) die Verantwortung, dass sie durch ihre über Kleidung definierte zu offene Sexualität ein gewisses Unbehagen bei Männern/Lehrern/Schülern auslöst, die ja an stetigem sexuellen Druck leiden. Wie paradox und unangenehm ist das denn bitte? Da sollen sich die Schülerinnen zusätzlich Gedanken über ihre Kleidung und zwangsläufig ihren Körper machen, da sie damit Gefahr laufen, in einem eigentlich als sicher geglaubten Raum wie der Schule unerwünschtes Aufsehen bei Männern zu erregen und somit an einem Ort der Bildung negativ mit dem Thema Sex und Körper konfrontiert zu werden. Ich erinnere mich, dass die Antwort an anderen (gemischten) Schulen zum gleichen Thema überdimensionierte Shirts waren, die sich die Mädchen im Falle von „unpassender" Kleidung wie Säcke überstülpen mussten, damit jede*r sehen konnte, welche Schandtat sie begangen hatten. Wenn ich mich richtig erinnere, besuchte ich damals die Mittelstufe, das waren die Nullerjahre. Eine schultaugliche Interpretation des Walk of Shame. Dabei ging es natürlich einzig und allein darum, die Schülerinnen vor der überkochenden animalischen Sexualität ihrer Mitschüler (und Lehrer??) zu schützen – deswegen die beschämende Kennzeichnung durch die körperverschleiernden Kartoffelsäcke. Den Spieß umzudrehen und insbesondere den Schülern klar zu machen, dass sie keine Tiere sind und die Körper ihrer Mitschülerinnen, egal in welchem Rahmen sie bekleidet sind, nicht zu beurteilen, zu kommentieren und anzufassen hätten, war keine Alternative. Die Kleidung der Schülerinnen war der Grund allen Übels.

„Es ist nicht Jays Schuld, er war abgelenkt! Diese Mädels sind wie Huren gekleidet!“ (…)

„Offensichtlich können sich die männlichen Schüler nicht beherrschen, sie sind Tiere, was nicht ihre Schuld ist. So und um unsere starken, unabhängigen Frauen vor den lüsternen, männlichen Blicken zu schützen…“

„Ohh wo soll man denn sonst hingucken, vor lauter Titten und Ärschen explodieren einem gleich die Eier!“

„… führen wir eine Kleiderordnung ein.“

„Warum bringen Sie den Jungs nicht einfach ein wenig Selbstkontrolle bei?“

„Das halte ich für überzogen.“

› *„Big Mouth“ Staffel 3, Folge 2*

DIE KÖRPERFRAGE

Nun stellt sich mir allerdings auch die Frage, warum „freizügig gekleidet“ nur in Bezug auf Frauen zu gelten scheint. Ich kann mich nicht daran erinnern, je von „freizügig“ gekleideten Männern gehört zu haben. Freizügige Kleidung, so scheint es mir, wird größtenteils für Frauen angeboten und findet auch unter genau diesem Aspekt Anklang, nämlich um damit zeigen zu können, was man hat (oder auch so zu tun). Doch unter welchen Voraussetzungen und mit welchen Gedanken kleiden sich Frauen „freizügig"? Der Unterschied zwischen einem Sweatshirt und einem V-Ausschnitt ist offensichtlich, eben nicht nur für die Trägerinnen. Wählen Frauen bewusst das eine oder andere mit dem Gedanken daran, dass sie sich schlichtweg darin gefallen, und/oder wählen sie den größeren Ausschnitt oder die kürzere Hose in dem Bewusstsein, darin potenziell mehr (sexuelle) Aufmerksamkeit zu erregen? Attraktivität auszustrahlen und als begehrenswert zu gelten, mag auch ein starker Motivator dafür zu sein, *zu viel zu zeigen*. Es ist eine echte Gratwanderung, auf der sich Frauen bewegen, bei der es auch noch Unmengen an Regeln zu beachten gibt. Der Druck, der auf Frauen lastet, schön und begehrenswert zu sein, dabei aber bloß nicht selbstverliebt zu wirken oder so, als „hätten sie es nötig", führt regelrecht zur Selbstobjektivierung. Der Körper wird in Teile geteilt, die jeweils auf andere Weise durch mehr oder weniger Kleidung in Szene gesetzt und zur öffentlichen Beurteilung ausgelobt werden. 10 Punkte für Gryffindor. Wenn „zu offene" (zu enge, zu kurze, zu was auch immer) Kleidung im öffentlichen Raum sexuelle Belästigung und Schlimmeres hervorruft, ist dann die eigene Schuld, denn „die hat es ja herausgefordert." Alles unsere Schuld, danke Eva.

› *„Big Mouth" Staffel 3, Folge 2*

„Keine Leggings, Jeggings, kurze Röcke, kurze Hosen, Tanktops, bauchfreie Tops, Neckholdertops oder Arschgeweihe."

„Ähm okay, es tut mir leid, aber das sind doch alles Frauenkleider!"

„Entschuldigung akzeptiert, Missy, könntest du bitte mal aufstehen? So, jetzt seht euch mal Missy an. An ihrer Kleidung ist absolut nichts Aufreizendes. Sie könnte ein Junge oder ein Mädchen sein oder ein Minion

aus dem ‚Ich – Einfach Unverbesserlich'-Franchise. Manche von euch heißen Mädels sollten eher so wie Missy sein."

An dieser Stelle sei noch kurz erwähnt, mit welchen teils drastischen Mitteln einige Frauen versuchen, die körperliche Perfektion zu erreichen, an der sie gemessen werden: zwanghafter Sport und absolut kontrolliertes Essverhalten, denn die Gene für den aktuellen Schönheitsstandard besitzt fast niemand von Haus aus. Das ist harte Arbeit. Aber damit nicht genug – nur schön zu sein wie Dornröschen reicht heute nicht mehr aus. Früher war alles besser – da hatte man mit „Kindern, Haushalt und Aussehen" drei klare Aufgabenfelder und ansonsten ein sorgenfreies Leben. Da sind Frauen wieder selbst dran Schuld – warum mussten wir uns auch emanzipieren? Nun kommen noch Intelligenz, Unabhängigkeit und Ehrgeiz dazu und das alles zusammen unter einen Hut zu bringen ist mehr als nervenaufreibend. Hinzu kommt, dass sich Frauen bei diesem Drahtseilakt zusätzlich einem sehr ambivalenten Verhältnis gegenüber ihrem Aussehen seitens der Gesellschaft konfrontiert sehen: Ziehe ich mich „freizügig" an (wie immer das auch definiert sein mag), etwa weil ich mir darin selbst gefalle und/oder anderen darin gefallen möchte: So oder so komme ich damit einer durch die Modeindustrie kommunizierten gesellschaftlichen Anforderung, sexy zu sein, nach. Zwangsläufig gehe ich somit einen Pakt ein, der der Öffentlichkeit „erlaubt", meinen Körper zu beurteilen und gegebenenfalls auch als zu freizügig zu bewerten und mir den Schlampen-Stempel zu verpassen. „Die sieht ja nuttig aus" und „dieser zu offenherzig ausgelebten Sexualität müssen wir durch ein riesiges Shirt Einhalt gebieten". Frauenkörper ist gleich Sex, und eine offen gelebte weibliche Sexualität ist nach wie vor ein

V wie Verwurzelt

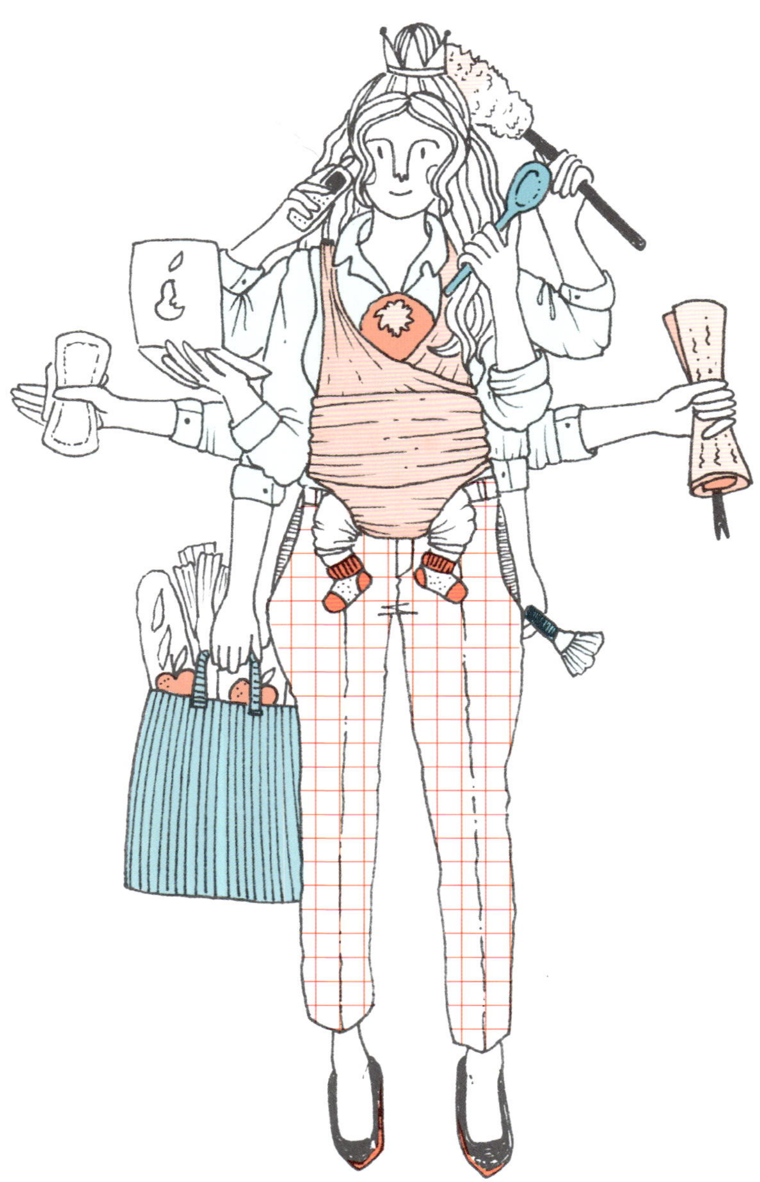

Brennpunkt. Auch wenn es sich tatsächlich nur um luftige Shorts im Hochsommer handelt.

Ein ähnliches Spiel lässt sich mit Kinderkriegen und Karrieremachen spielen: Wählen Frauen die Option (Haha, Frauenwahlrecht-Witz), des sich ganz dem Großziehen ihrer Kinder zu widmen und ihre berufliche Karriere dafür hintanzustellen, werden sie schnell als „Hausfrauen" belächelt. Entscheiden sie sich, direkt nach dem Mutterschutz wieder voll in ihren Beruf einzusteigen und ihre Kinder dafür in Tagesstätten zu geben, kommen gemurmelte Vorwürfe von „Rabenmutter" und „karrieregeil" auf. Nach einiger Zeit der Kindererziehung wieder ins Berufsleben zu finden, gestaltet sich an vielen Stellen als schwierig. Sich als Frau komplett gegen Kinder zu entscheiden, stößt immer noch an vielen Stellen auf Unverständnis, obwohl man so gesehen diesem perfiden Kinder-oder-Karriere-Spiel sogar ein Schnippchen geschlagen hätte. Im Grunde ist es aber egal, für welchen Weg du dich entscheidest: Hauptsache ist, dabei gut auszuschauen.

VERGLEICHEN

Diese Probleme werden mehr oder weniger unbewusst von Generation zu Generation weitergegeben, und die darin tief verwurzelten Ängste abzuschütteln, gestaltet sich schwieriger als gedacht. Selbst in Zeiten voranschreitender Emanzipation und immer mehr aufkommender Women-Empowerment-Bewegungen haben Frauen weltweit noch immer nicht den gleichen Stellenwert wie Männer. Selbst in unserer ach so progressiven westlichen Kultur. Der Weg von etwas mehr Unabhängigkeit durch Dosenravioli zu tatsächlicher Gleichberechtigung ist ein weiter. Ein gesellschaftliches Druckmittel, Frauen

klein zu halten, ist, ihnen für alles Mögliche ein schlechtes Gewissen einzureden und sie sich für ihre „Fehler" schämen zu lassen. Seien es nun die Dellen in ihren Oberschenkeln, die absurde Wahl zwischen Kind und Karriere, die Frage nach mehr Gehalt, die unrasierte Vulva, die zu engen Jeans oder der beschissene Apfel, der sonst eh irgendwann Fallobst geworden wäre. Ein kräftiger Katalysator, der all diese und noch weitaus mehr Probleme verstärkt, ist die Angewohnheit, sich vergleichen zu wollen. Wie machen es die anderen, machen sie es besser als ich? Wie weit sind die anderen, liege ich zurück? Sich zu vergleichen ist soziologisch betrachtet unumgänglich, um gesellschaftliche Verhaltensweisen zu erlernen, sich anzupassen und Zugehörigkeit zu finden. Eine Orientierung an anderen hilft uns, gegebene Normen anzunehmen und beeinflusst uns maßgeblich in der Entwicklung. Sich bei anderen etwas abzuschauen, kann von
118 Vorteil für einen selbst sein (siehe Kapitel V wie Verständnis), nicht nur um das Sprechen zu lernen oder wie man mit Messer und Gabel isst, sondern auch um eine Einschätzung darüber zu bekommen, was akzeptabel ist – sei es bezogen auf den Beruf, das Studium, die Kochkünste, was auch immer.

KÖRPERSCHAM

Die Angewohnheit, sich zu vergleichen, führt oftmals dazu, sich auch gegenseitig abzuwerten. Das Schlechtreden anderer macht den eigenen Misserfolg und die Frustration darüber erträglicher. Außerdem gaukelt man sich dadurch vor, die eigene gesellschaftliche Stellung und Anerkennung im direkten Vergleich zu den schlechter bewerteten Vergleichspersonen zu erhöhen. Im Grunde spricht aus diesem Verhalten die Angst vor dem eigenen Versagen, denn solange

„Oh mein Gott, diese Scham! Also ich glaube, Scham ist gebunden an gesellschaftliche Strukturen, weil es immer was damit zu tun hat, wie mich eine Person wahrnimmt und wie ich gelernt habe dazuzugehören. Das grundlegende Gefühl von Scham ist eigentlich eine Angst, nicht mehr dazuzugehören, und das hat viel mit einer Gemeinschaft zu tun — mit Gemeinschaftsstrukturen. Wie hat die Gemeinschaft sich entschieden zu leben, was passt in die Gemeinschaft und was nicht. Ich finde es wichtig, Räume zu schaffen, in der Scham liebevoll begegnet werden kann. Scham hat immer etwas mit Bezug zu tun, es ist ein kollektives Thema."

— CLARA THERESA, SEXUAL BODYWORKERIN

es immer noch jemanden gibt, der schlechter ist, bildet man selbst nicht das Schlusslicht.

Zu lästern befreit das Herz, heißt es. Jedenfalls kurzfristig, denn was sich oft eigentlich hinter diesen Tiraden verbirgt, ist nicht mehr und nicht weniger als das Sich-selbst-Besänftigen im Angesicht dessen, was man selbst noch nicht erreicht hat. Sich damit richtig auseinanderzusetzen würde bedeuten, dass man sich selbst eingestehen müsste, etwas noch nicht erreicht und im falschen Sinne in dieser Sache „versagt“ zu haben.

Potenziell problematisch wird es an dem Punkt, an dem sich aus „vergleichen wollen“ ein „vergleichen müssen“ und daraus ein Wettstreit entwickelt, der die Grenzen eines spielerischen Konkurrenzverhaltens sprengt. Das Ergebnis ist beispielsweise, um wieder auf den körperlichen Aspekt zu kommen, jegliche Art von Bodyshaming. Das Phänomen „Bodyshaming“ ist in den letzten Jahren immer stärker geworden, nicht zuletzt durch die sozialen Medien. „Körperbeschämung“ setzt voraus, dass sich eine oder mehrere Personen aufgrund ihrer körperlichen Eigenschaften überlegen vorkommen. Damit glauben sie fälschlicherweise, die Berechtigung zu haben, die „Beschämten“ wegen ihrer körperlichen „Mängel“ zu verurteilen und bloßzustellen, auf dass diese sich für ihre körperlichen „Abweichungen“ schämen müssen. Öffentliche Erniedrigung auf Grund der körperlichen Erscheinung hat den Weg vom Schulhof in die digitale Welt geschafft und ist dort präsenter denn je. Das, was nicht den aktuellen Standards in Bezug auf körperliches Aussehen entspricht, wird angeprangert und als schlecht und nicht begehrenswert beurteilt. Gemessen an schlank, straff und makellos gibt es da eine Menge zu kritisieren. Absurde Challenges auf

x
„Bodyshaming“: jemanden auf Grund seiner Figur, Größe oder körperlichen Erscheinung kritisieren

„Es ist doch pervers, wir sehen die Frauen auf der Straße — die Realität — und trotzdem eifern wir den Idealen aus den Büchern, Filmen und Magazinen nach. Ich nehme nicht wahr, was eigentlich wirklich um mich herum existiert, sondern strebe dem Irrealen nach. Man verwendet unglaublich viel Energie darauf zu überlegen, was Andere von einem halten — was total absurd ist. Denn was interessiert es mich eigentlich, was völlig Unbekannte über mich denken?"

— SANDRA WURSTER, GRÜNDERIN VON „BAUCHFRAUEN"

Instagram verleiten vor allem Frauen dazu, ihre Körper nach völlig abwegigen und offensichtlich ungesunden Normen umzugestalten, sei es, um frontal betrachtet hinter ein Stück DIN-A-4 Papier zu passen, eine „Bikinibridge“ oder „tigh gap“ zu besitzen oder so viele Münzen wie möglich auf den Schlüsselbeinknochen stapeln zu können. Sich auf den Körper zu reduzieren und sich über ihn zu definieren, ist ein tief sitzendes Problem, mit dem sich Frauen immer wieder konfrontiert sehen.

Kleiner komplizierter Exkurs: Wie man es als Frau niemandem recht machen kann — und das auch nicht soll

Frauen sind „kompliziert“ und „komplizierte“ Frauen sind anstrengend. Sie sind hochgradig nervig und Gift für eine harmonische Beziehung. Also Finger weg!

Einen Dreck sind Frauen kompliziert. All diesen Anforderungen gerecht zu werden, das nenne ich kompliziert. Die Schönste soll die Frau sein, aber dabei bitte nicht zu auffällig. Begehrenswert soll die Frau sein, aber bitte nicht zu freizügig. Sonst bekommt man keinen Mann, weiß Schneewittchen. Weiblich soll die Frau sein, aber bitte nicht zu sehr, dicke Frauen sind nicht attraktiv. Schlank soll die Frau sein, aber bitte nicht zu sehr, denn keiner will Sex mit einem Knochengerüst. Offen soll die Frau sein, aber bitte die Beine immer hübsch zusammen. Entspannt sein soll die Frau, aber bitte nicht zu sehr. Denn öffentlich nach einem Tampon zu fragen, ist für alle Beteiligten einfach sehr unangenehm. Die Initiative ergreifen soll die Frau, wenn es um Männer geht, aber bitte nicht zu viel, sonst sieht es so aus, als hätte sie es nötig. Sich emanzipieren soll die Frau, aber bitte nicht zu viel, denn diese streitsüchtigen Emanzen kann keiner leiden. Intelligent soll die Frau sein, aber bitte nicht zu sehr, sonst schüchtert sie Männer am Arbeitsplatz mit ihrer Kompetenz (Achtung, Zicke!) ein. Arbeiten soll sie trotzdem, aber bitte nicht zu viel, weil Sich-um-die-Kinder-Kümmern muss auch noch drin sein.

Das Ding ist, dass Frauen es nach wie vor zulassen, dieses Spiel mit sich spielen zu lassen. Nach Generationen der Unterdrückung müssen sich Frauen trauen, Nein zu diesem Wahnsinn zu sagen. Auch wenn es bedeutet, von manchen rückständigen Fossilien als Emanze gesehen zu werden, die am Arbeitsplatz die Kollegen mit ihrer dicken Vulva einschüchtert, die Kinder vernachlässigt und sich in ihrem tiefsten Innern eigentlich nur nach einem Penis sehnt (Ha, welch Freudlos-Sartrischer Witz. Das war zu viel.) Frauen müssen Männer dabei nicht vom Gegenteil überzeugen, denn sie schulden ihnen nichts. Sie sollen unabhängig von veralteten gesellschaftlichen Anforderungen einfach ihr Ding machen und genau das als Normalität etablieren.
Es wird das, was du draus machst.

Nachgefragt

Scham in Bezug auf den eigenen Körper und die eigene Sexualität loszuwerden und keinen eingeredeten Idealen (mehr) hinterherzurennen, ist oft ein langer Weg. *„Den meisten Mädchen wird beigebracht, dass wir schlank und zierlich sein sollen. Wir sollen keinen Raum einnehmen. Wir sollen gesehen und nicht gehört werden. Das muss gesagt werden, laut und immer wieder, damit wir uns der Erwartung widersetzen können."* Ob das nun der ideale Körper ist, dem wir hinterherjagen, oder die Peinlichkeiten durch seine ungeliebten Haare und Flüssigkeiten, die von klein auf verinnerlichten Hinweise, sich doch bitte etwas zurückzuhalten, oder verschiedene Formen des Sexismus,

› *Roxane Gay, „Hunger"*

denen Frauen täglich ausgesetzt sind, teilweise ohne dies überhaupt zu bemerken: Ihnen auf die Schliche zu kommen und zu verstehen, dass diese so nicht richtig sind, ist eine Sache. Sie aktiv aus dem Leben zu verbannen, ist nochmal eine ganz andere.
Um zu erfahren, wie Frauen mit diesem Thema umgehen und welche Erfahrungen sie vielleicht schon gemacht haben, haben wir unseren Mädels Fragen zum Thema „Scham, Fremdbild und Sexismus" gestellt. Bereits auf unsere erste Frage, ob sie sich schon mal explizit für etwas in Bezug auf ihr Geschlechtsteil geschämt hätten, haben wir Antworten bekommen, die für sich sprechen.

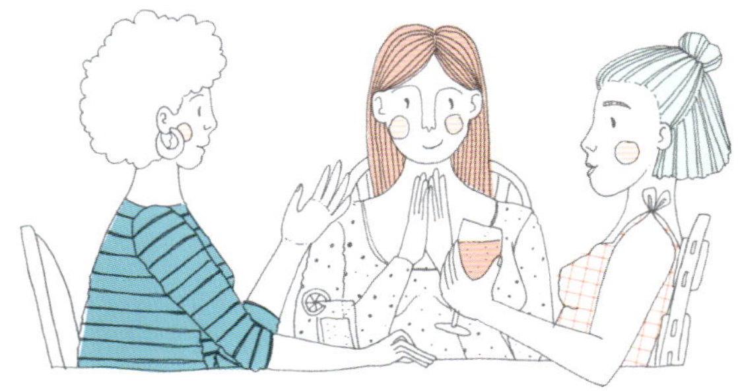

Hast du dich schon mal für deine Geschlechtsteile geschämt?

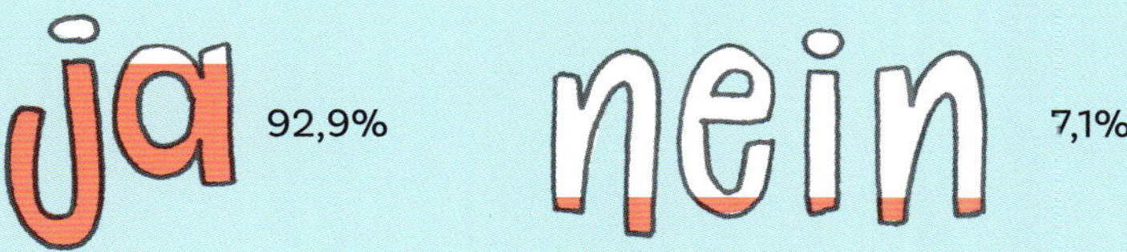

*von 14 befragten Frauen im Zuge einer Umfrage

Wenn ja, erzähl uns doch bitte davon.

—

„Lange Zeit hatte ich das Gefühl, ***mein Venushügel sei zu groß.*** Wenn ich auf dem Rücken liege oder im Schwimmbad bin, schäme ich mich deshalb immer noch. Auch wegen dem Geruch machte ich und mache ich mir immer noch ab und zu Gedanken. Was ist normal?! Blumenduft ja sicher nicht. Mein letzter Freund fand Oralverkehr ‚eklig'. Seine Wortwahl, nicht meine. Obwohl er das schon sagte, bevor wir Verkehr hatten, hat er meine Komplexe in diesem Bereich extrem verstärkt. Als wir dann Oralsex hatten, hab ich mich einfach nur unwohl gefühlt."
M, 27

—

„***Starke Körperbehaarung*** entspricht nicht dem europäischen Schönheitsideal der Frau. Als Mädchen habe ich darunter gelitten und mich zeitweise fast jeden Tag am ganzen Körper rasiert." M, 31

„Die Antwort wäre vielleicht Jein ... ? Geschämt habe ich mich nie wirklich, aber ich fand es eine Zeit lang nicht schön, dass ***meine inneren Schamlippen länger als die äußeren*** sind. Das war so Anfang 20. Hat aber zum Glück nicht sehr lange angehalten, tatsächlich durch alternative Pornografie, in der das einfach viel verbreiter ist. Representation is key." F, 29

„Ich schäme mich manchmal für meinen ***Ausfluss und Geruch***. Ich habe das Gefühl, dass dieser, je nach dem, was ich esse, anders ist. Ihr seid die ersten, denen ich davon erzähle ... deshalb kann ich auch immer noch nicht wirklich entspannen, wenn mich jemand lecken will. Obwohl mir immer gesagt wird, dass alles in Ordnung und cool ist." L, 29

„***Blut*** beim Geschlechtsverkehr, Blut neben dem Höschen im Biounterricht, der Schreck, wenn deine Blutung kommt und du vergessen hast vorzusorgen. Die Panik, nicht allzeit vorbereitet zu sein, ist zermürbend. Mit 11 Jahren bekam ich das erste Mal meine Periode unter der Dusche. Weil ich davor lautstark mit meiner Mutter gestritten hatte, dachte ich mir, die Blutung sei die Strafe Gottes dafür. Dann habe ich 6 Monate lang meiner Mutter nicht erzählt, dass ich meine Periode bekommen hatte, weil es mir so unangenehm war. Ich dachte, es wäre unnormal, dass ich sie so früh bekam, und hatte nicht das Gefühl, dass meine Mutter für dieses peinliche Thema gewappnet war. Mit ihren Notfallbinden ganz hinten aus dem Badezimmerschrank oder mit 100 Lagen Toilettenpapier habe ich mich monatelang beholfen, immer mit der ständigen Angst daneben zu bluten: Tag und Nacht. Letztendlich war ich davon so erschöpft, dass ich es ihr gesagt habe." J, 25

Wurdest du schon mal Opfer von „Bodyshaming"? Wenn ja, erzähle uns doch bitte darüber.

—

„In der Grundschule wurde ich gehänselt, weil ich dicker war als die anderen. In der Mittel- und Oberstufe hatte ich dann eine ***sehr große Oberweite*** und war deshalb quasi „Freiwild". Jeder dachte, er oder sie dürfte meine Brüste anfassen oder kommentieren. Ob das jetzt unter „Bodyshaming" fällt, weiß ich nicht. Aber es hat auf jeden Fall beides dazu geführt, dass ich mich für meinen Körper bis heute schäme." M, 27

—

„Oh ja, schon oft. Meistens nicht direkt von Angesicht zu Angesicht, aber hinter vorgehaltener Hand: ‚Die Fette da drüben, die würde ich ja nicht mal mit einer Kneifzange anfassen' oder ‚***Wenn ich so eine Figur hätte, dann würde ich das aber nicht tragen***'. Oder dann eben die Art von Bodyshaming, die sich unter dem Vorwand eines Kompliments versteckt: ‚Mit euch (Dicken), da kann man einfach viel mehr Spaß im Bett haben, ihr gebt euch viel mehr Mühe' oder ‚Aber du hast ja trotzdem so ein schönes Gesicht'. Ziemlich daneben fand ich auch ‚Darf ich Sie fragen, wann es bei Ihnen so weit ist? Sie sind doch schwanger, oder?'. Und dann gibt es das Bodyshaming, das keiner Worte bedarf, weil die musternden oder abwertenden Blicke ausreichen, besonders beliebt im Sommer beim Baden oder beim Weggehen." I, 30

—

„***Ich glaube nicht***, ich habe den Luxus, zumindest was das Körpergewicht angeht, recht nah am gesellschaftlichen Ideal zu sein." F, 29

—

„Ich habe sehr früh Schambehaarung bekommen – schon in der Grundschule. Unter der Dusche nach dem Vereinssport wurde ich dann ganz laut vor allen anderen darauf angesprochen, ***dass ich schon Schambehaarung habe – als einzige.*** Bis dahin hatte ich mich ungefähr ein Jahr lang vor jedem Training sorgfältig rasiert, damit es niemandem auffällt. Dieses eine Mal hatte ich es vergessen oder es nachlässig gemacht. Ich habe mich unhaltbar geschämt und wusste nicht, wie ich das rechtfertigen sollte. Meine Mutter hat mir mit 8 Jahren erzählt, ich sei jetzt zu moppelig. Das bedeutete nur noch halbe Portionen beim Mittag, kalorienarme Rezepte und keinen Nachtisch. Außerdem sollte ich mir mit 8 Jahren einen Sport suchen. Das hat mich sehr getroffen, weil ich bis dahin meinen Körper nie kritisch betrachtet hatte. Ab da war die sorglose Zeit vorbei. Eine Mutter hat auf einem Kindergeburtstag zu mir als 9-Jährige gesagt, ich solle mir den Epilierer meiner Mutter leihen, weil die Tattoos nicht auf meinen behaarten Armen halten würden. Da gibt es viel zu viele solcher Geschichten.“ J, 25

„Ich glaube, die meisten werden in ihrem Leben mal mehr, mal weniger bewusst Opfer von Bodyshaming. Für mich war das in einer Zeit, in der ich noch nicht zu mir und meinem Körper stehen konnte, schwierig. Der erste Freund, den ich hatte, war nicht gerade ein Gentleman. Seine Jungs haben ihn ***‚Keine-Titten-Ficker‘*** genannt. Er hat mir das ziemlich rücksichtslos mitgeteilt und sich damit von mir getrennt. Ich habe lange nicht gemerkt, wie sehr mir die respektlose Art, sich über meinen Körper zu äußern, zugesetzt hat.“ B, 23

„Als Teenie wurde mir in der Schule von Jungs gesagt, ich hätte so kleine Brüste. Mit ca. 14 Jahren verunsicherte mich das, und ich setze mich selber ein wenig unter Druck. Heute bin ich froh über mein knackiges B-Körbchen!“ Z, 27

Hast du das Gefühl, dass du Erwartungen anderer erfüllen musst, wenn es um das Verhältnis zu deinem Körper geht?

„Wer wäre nicht gerne etwas schlanker, hätte keine Cellulite, eine kleinere Nase? Das blöde am eigenen Körper ist nur, dass man ***manche Erwartungen niemals erfüllen kann***, weil es genetisch/anatomisch einfach nicht möglich ist. Das muss man erst mal akzeptieren.“ L, 24

„Meiner Meinung nach gibt es ein klar geprägtes Bild, wie man aussehen muss, um in dieser Gesellschaft als schön zu gelten. Natürlich sind die Geschmäcker verschieden. Ich denke immer, andere finden mich zu dick und meine Haut eklig. Deshalb habe ich Phasen, in denen ich permanent aufs Essen achte, Sport treibe und zur Kosmetik gehe. Allerdings bin ich selbst es, die glaubt, das erwarten andere von mir. Eigentlich verlange ich von mir, dass ich ‚***gesellschaftstauglich schön***‘ bin. Total dumm.“ L, 29

„Jeder sagt mir ständig, dass ***ich meinen Körper lieben soll,*** und wenn ich meinen Körper liebe, finden mich andere automatisch sexy. BLABLABLA. Ich wüsste nicht, wie das geht, aber Danke für den wertvollen Ratschlag.“ M, 27

„Als Frau wird von mir erwartet, auch einen ***gewissen Kleidungsstil*** an den Tag zu legen. Wenn ich mich nicht im klassischen Sinne weiblich kleide (oder verhalte), werde ich auch gerne mal gefragt, ob ich lesbisch bin (natürlich nur von heterosexuellen Personen). Da merke ich sehr stark, dass meine Sexualität rein davon abgeleitet wird, was ich anziehe. “ F, 29

Begegnet dir im Alltag Sexismus?

—

„Sexismus begegnet mir in vielen Formen, vor allem ***natürlich in der Werbung*** (‚Sie wissen nicht, wo ihre Frau ist? Die ist sicher gerade bei uns im Schuhoutlet'), getarnt als Kompliment ‚Für eine Frau bist du aber echt stark' oder versteckt in Frotzeleien, wie ‚Du bist heut aber zickig! Hast du etwa deine Tage!?', ‚Ach, Frauen und Technik …' oder eben in sexistischen Witzen. Wirklich unangenehm wird Sexismus dann bei leider häufigen Übergriffen wie Glotzen, Grapschen oder Anmachen à la ‚Dein Ausschnitt ist aber tief, du willst doch, dass man da genauer hinschaut!'" I, 30

—

„***Ach, das ist doch überall.*** Das fängt damit an, dass mein Vater Umfragen über solche Themen unnötig findet oder dass nicht anerkannt wird, was Frauen ihren Körpern mit der Pille antun. Es ist einfach selbstverständlich, dass Frau sich darum kümmert und Mann jammert, wenn er ein Kondom drüberziehen muss. Oder dass Feministin ein Schimpfwort ist. Oder dass sich Menschen immer noch erdreisten, andere für ihr Auftreten zu verurteilen, z. B. für unrasierte Achseln, ein paar Kilo zu viel oder kurze Haare bei Frauen. Natürlich passiert das auch bei Männern, meinem subjektiven Empfinden nach aber deutlich öfter bei Frauen. Von unserer Luxussteuer auf Damenhygieneartikel muss ich ja wohl nicht erst anfangen, oder? Das ist die reinste Abzocke. Und ‚free bleeding' ist dann aber gleichzeitig ein Tabu-Thema. Am besten habe ich meine Periode dann im stillen Kämmerchen, damit es niemand mitkriegt." M, 27

—

„Im letzten Schuljahr hatte ich die Idee, mich für eine Ausbildung als Raumgestalterin zu bewerben. Ich gab meine Bewerbung bei einem örtlichen Einrichtungshaus ab und wurde zum Gespräch eingeladen. Nachdem ich 20 Minuten lang warten musste, wurde ich vom Inhaber selbst in sein Büro gebeten. Am Ende unseres Gesprächs fragte er mich, warum ich eigentlich unbedingt Raumausstatterin werden wolle, diese ‚Dekorateusen' hätten ja wohl keinen sehr anspruchsvollen Job. Ich sähe doch ganz hübsch aus und würde mich an seinem Empfang als Sekretärin doch ganz gut machen." J., 28

„Letztens war ich mit meinem Freund im Baumarkt. Ich habe einem Mitarbeiter eine Frage gestellt, mein Freund bekam die Antwort. ***Anscheinend wirkte ich nicht kompetent genug,*** um seine Antwort zu verstehen." L., 24

„Sexismus ist täglicher Bestandteil meines Alltags. Von Kommentaren (z. B. auf mein Geschlecht bezogene vermeintliche Defizite) bis zu körperlichen Übergriffen ist alles dabei: ***Anti-Zicken-Tabletten*** als Wichtelgeschenk vom Chef ist eins der lustigeren Beispiele." M., 31

„***Wenn Männer einen auf der Straße anstarren*** und hinterhergaffen und blöde Anmachsprüche bringen. Ganz besonders schlimm ist das Gaffen an Ampeln oder beim Tragen von kurzen Hosen." C., 25

„Wenn ich wirklich darüber nachdenke oder gezielt darauf hingewiesen werde, dann bin ich schon manchmal erschrocken, ***wie präsent das Thema eigentlich ist.*** Zum Beispiel zu sehen, dass manche Freunde von mir sich die Namen meiner ‚sehr attraktiven' Freundinnen immer auf Anhieb merken können, während sich meine ‚weniger attraktiven' Freundinnen 5-mal vorstellen müssen." C., 26

Girls Support Girls

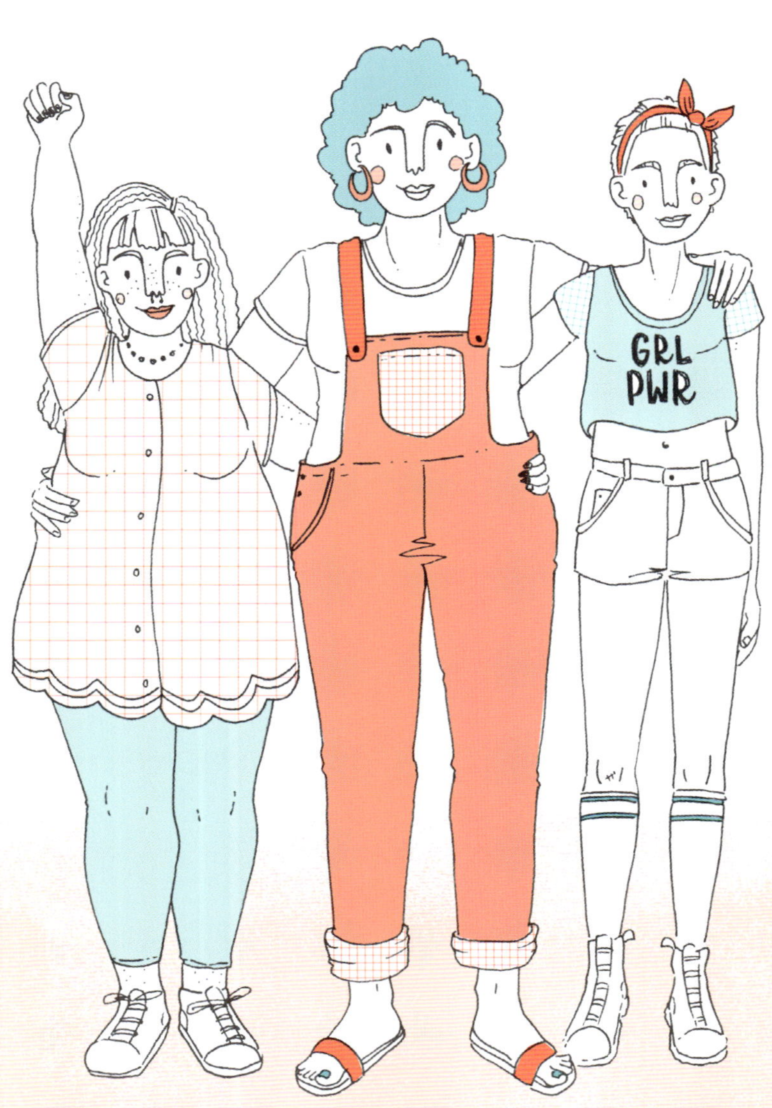

Kapitel Sechs

V wie Verständnis

118 – 133

V WIE VERSTÄNDNIS

Von Neid, Schlampen und Zaster – eine romantische Komödie

Ich war schon immer eine Spätzünderin. Ich kam zwei Wochen zu spät auf die Welt, ich habe spät angefangen, meine Milchzähne zu verlieren, ich habe meine Periode spät bekommen und habe spät damit aufgehört, mich mit meinen Freundinnen zum Spielen zu treffen, statt anzufangen, mich mit ihnen zu verabreden (und zu reden oder so, keine Ahnung). „Wie, ihr trefft euch immer noch zum Spielen? Wir sind in der sechsten Klasse, haha, wie uncool!" Ich habe gerne gespielt und rückblickend bin ich heute froh, dass ich es so lange getan habe, auch wenn man mit 13 Jahren anscheinend nicht mehr so tun soll, als sei man ein Pferd. Trotzdem war es mir irgendwann wichtig, auch „cool zu sein" und mich „weiterzuentwickeln", also war ich dann eines Tages kein Pferd mehr.

KEIN PFERD MEHR

Zu den coolen Kids gehörten vor allem die Mädels, die die verschiedenen Stadien der Pubertät bereits erfolgreich durchlaufen hatten. Dazu gehörte der erste Tanga, der erste Kuss, der erste Freund (hierbei änderte sich zuweilen die Reihenfolge, je nach Lage erst Freund, dann Kuss, andersrum lief man sonst Gefahr als „Schlampe" oder „die hat's halt nötig" abgestempelt zu werden) und das erste Mal Sex. Dieses erste Mal durfte, wenn ich mich recht erinnere, erst nach drei Monaten fester Beziehung passieren, denn dann konnte man sich wirklich sicher sein, dass es der Richtige sei.

Anstrengend war das. Von den körperlichen Veränderungen mal ganz abgesehen, die während dieses emotionalen Stresses vor sich gingen.

Man bekam Brüste, Hüften und die Periode. War irgendwie froh, doch noch in die Pubertät gekommen zu sein und sich vom Pferd zur Frau weiterentwickelte. Gleichzeitig wurde einem aber suggeriert, dass zu breite Hüften fett waren. Was sind normale Hüften, was sind fette? Hören die von alleine auf zu wachsen oder muss ich aufhören zu essen? Warum wachsen meine Brüste nicht so schnell wie meine Oberschenkel? Ich kam mir die meiste Zeit vor wie Hagrid, unproportioniert und immer irgendwie zu groß.

Was mich aber noch viel mehr beschäftigte als mein Körper (oder meine Schulnoten) war die Tatsache, dass ich mit 16 Jahren immer noch niemanden geküsst geschweige denn einen Freund hatte. DAS war Stress. Nicht nur, dass viele meiner Freundinnen beides und noch mehr bereits „hinter sich" hatten, auch meine Mutter begann sich irgendwann sehr für das Thema zu interessieren. Wie sich denken lässt, war mir das mehr als unangenehm. Da ich selber nicht wusste, woran es lag, dass ich noch niemanden zu Hause vorgestellt hatte, wusste ich auch leider keine Antwort darauf. Auf die Aussage meiner Mutter, dass „sich ja aber schon einige junge Männer für mich interessiert hätten", rettete ich mich mit Antworten wie „Bisher fand ich halt noch niemanden wirklich interessant" oder „Mit dem konnte ich mich nicht gut unterhalten". Teilweise stimmte das auch, teilweise wusste ich einfach nicht, wie man so eine Beziehung führen sollte. „Probier doch einfach mal" wollte ich da nicht hören. Ein Ratgeber hätte mir damals wahrscheinlich gesagt, ich sei „dafür einfach noch nicht bereit" und ich solle „mir Zeit nehmen". Diese betont didaktischen Ratschläge in Bezug auf Zweisamkeit finde ich zwar nach wie vor zum Kotzen – wahrscheinlich, weil sie einfach so abgedroschen sind –, dennoch ist an ihnen etwas Wahres dran. So wie Kalendersprüche oder, noch schlimmer, die dreidimensionalen Ansagen wie „Lebe Liebe Lache“ oder das salbungsvolle „Carpe Diem“, das die Ikeaeinrichtungen deutscher Haushalte ziert und die Lebenseinstellungen der Bewohner*innen mehr oder weniger öffentlich zur Schau stellt. Ich bin definitiv dafür, mehr Diems zu carpen, allerdings ist es mir aus irgendeinem Grund zuwider, es mir von Holzbuchstaben sagen zu lassen.

Irgendwann fühlte ich mich dann bereit für eine Beziehung – nur leider wollte es damit trotzdem nicht klappen. Ich wusste nicht, ob ich etwas falsch machte oder, wie meine Mädels mehrfach betonten, „es auf jeden Fall an den Typen lag“, und war verunsichert. Jedes Mal, wenn ich mit meinen Freundinnen unterwegs war, spürte ich diesen Druck, der sich in mir breit machte, sobald wir mit Jungs in Kontakt kamen. Ich hatte das Gefühl, dass von mir erwartet wurde, mich anzupassen und wie jede andere auch „den Sprung“ zu schaffen. Als ob man eine Mutprobe bestehen müsste, schrecklich. Ich fragte mich die meiste Zeit warum das alles so anstrengend war und wieso um aller Welt ich das nicht hinkriegte. Es war frustrierend, und ich fing an mich regelrecht unter Druck zu setzen, sogar mit Frist: Bis zu meinem nächsten Geburtstag habe ich einen Freund. Wie bescheuert war das bitte? Damals versuchte ich einfach nur, irgendwie mit diesem Problem klar zu kommen. Darüber geredet habe ich hauptsächlich mit Freundinnen, denen es ähnlich ging wie mir, denn allein die Vorstellung, mit meinen vergebenen Freundinnen darüber zu reden, verursachte in mir die Angst, von ihnen als neidisch und eifersüchtig abgestempelt zu werden.

Manchmal verspürte ich auch dieses nagende Gefühl, wenn meine Freundinnen von ihren Freunden erzählten und dachte mir: „Warum kann ich das nicht haben?“ Allerdings wollte ich auf keinen Fall die sein, die neidisch ist, also hielt ich mich mit derlei Aussagen vor ihnen zurück. Denn: Niemand mag Neider. Allein sich dieses Gefühls bewusst zu werden, rief in mir noch mehr schlechte Gefühle hervor, und mich beschlich die Frage, ob mich das zu einem schlechten Menschen machte.

BLASS VOR NEID

Neid ist im Alten Testament das zweitschlimmste Vergehen und laut Duden eine „Empfindung, Haltung, bei der jemand einem andern dessen Besitz oder Erfolg nicht gönnt und selbst haben möchte“. Die Philosophin und Politikwissenschaftlerin Antje Schrupp hat sich in einem Vortrag mit dem Thema Neid auseinandergesetzt und mich dazu veranlasst, heute etwas anders mit diesem Gefühl umzugehen. Ich habe Neid immer als etwas Schlechtes betrachtet. Schon als Kind bekommt man eingetrichtert, dass man nicht neidisch sein soll auf das Spielzeug der anderen. Im Gegenzug soll geteilt werden, so kommt Neid auch gar nicht erst auf. Wenn man viel von etwas hat und jemand anderes nicht, teilt man es. Das ergibt Sinn und funktioniert auch in der Praxis gut, jedenfalls als Kind.

Irgendwann kommt dann der Punkt, an dem man dieses Gefühl das erste Mal richtig erlebt. *„Neid ist ein Gefühl, das jede kennt, sei es, dass sie selbst hin und wieder neidisch ist oder sich an Situationen erinnern kann, in denen sie neidisch war, sei es, dass sie mit dem Neid von anderen konfrontiert war. Es ist ein Thema, über das schon viel geschrieben wurde, von Wissenschaftlern und Frauenmagazinen gleichermaßen.“*

› *Antje Schrupp, „Neid: ein ungeliebtes, aber vielsagendes Gefühl“*

Gerade in der „Frauenwelt" scheint das Thema Neid eine große Rolle zu spielen. Frauenmagazine zeigen Tipps und Tricks, mit welchen neuen Kosmetikprodukten und Accessoires du deine beste Freundin vor Neid erblassen lassen oder wie du deinen Neid auf den Erfolg der anderen als Ansporn rüberbringen kannst. Ein beliebtes Narrativ in Filmen sind Frauen, die in ständiger Konkurrenz zueinander stehen, gemein zueinander sind und sich im besten Falle noch gegenseitig die Männer streitig machen. Dem gegenüber steht dann vielleicht noch das „coole Girl", das sich, angepasst an stereotype coole Verhaltensweisen der Männer, ganz lässig und entspannt lustig über die zankenden Weiber macht und sie vielleicht noch als Zicken abtut.

x
Zicke: Substantiv, feminin –
1. weibliche Ziege
2. zickige weibliche Person

Kleiner Exkurs: Von Zicken und Schlampen

Der Begriff „Zicke" ist mehr als ein Schimpfwort, er ist ein Stempel, mit dem sich Frauen ganz entspannt und einfach in eine Schublade stecken lassen. Nicht nur von Männern übrigens – an dieser Stelle können sich viele Frauen an die eigene Nase fassen, ich nehme mich da nicht raus. „Zicke" ist eine Methode, um Frauen herabzuwürdigen und als nicht zurechnungsfähig abzutun, sobald dieser spezielle Begriff gefallen ist. Damit ist dann alles gesagt. Denn alles, was die „Zicke" auch an fundierten Argumenten weiterhin anbringen könnte, würde nur weiter als „Rumgezicke" abgetan und milde belächelt. „Typisch Frau" eben. Man nehme eine beliebige, meinetwegen leicht hitzige Auseinandersetzung zwischen zwei Frauen in der Öffentlichkeit, und schon fallen Bemerkungen wie „Zickenkrieg", „anzicken" oder „Bitch Fight". Streiten sich zwei Männer auf der Straße, ist es genau das, nämlich ein Streit. Ein Äquivalent zum Begriff „Zicke" in Bezug auf Männer scheint es gar nicht zu geben.

Waschechte Zicken gehen über das Launische noch hinaus, jedenfalls, wenn es nach Autor Guido Eckert geht. Sie sind ein ganz eigener „Typus Frau", hinter denen sich stets Frauen mit gestörtem Selbstwertgefühl und Komplexen verstecken. Glück für uns, dass man sie schnell entlarven kann: In der modernen Arbeitswelt (die diesen Typus Frau leider gefördert hat) zeichnen sich Zicken durch Managerqualitäten aus, verfügen über Durchsetzungsvermögen und haben ein selbstsicheres Auftreten. Außerdem gibt es laut Eckert eine prozentuale Häufigkeit, dass schöne Frauen Zicken sind und *„Selbst, wenn sie nicht außergewöhnlich hübsch sind, wissen sie, wie man mit Kleidung etwas aus sich macht, und wie sie sich herrichten müssen, um im Mittelpunkt zu stehen."* Verdammt, mein halber Freundeskreis besteht aus Zicken. Wie soll ich jetzt bloß damit umgehen? Nachsicht zeigen — denn eigentlich können Zicken gar nichts dafür, dass sie Zicken geworden sind. Denn der Grund für ihre Defizite liegt wie so oft in der Kindheit: *„Außerdem hat es viel mit Erziehung zu tun: Immer weniger Eltern sind in der Lage, ihren Kindern ein liebevolles und stützendes Elternhaus zu bieten."* Ach ja, zu wenig Aufmerksamkeit bekommen, du arme kleine Zicke.

x
zickig: Adjektiv – a. (besonders in Bezug auf Frauen) überspannt, launisch, eigensinnig; b. ziemlich prüde und verklemmt

›
Brigitte.de im Interview mit Guido Eckert, „So ticken Zicken"

Ähnlich verhält es sich mit der Beleidigung „Schlampe" und dem Äquivalent „Bitch" bzw. „Slut". Das so genannte „Slut Shaming" erniedrigt Frauen und diskreditiert ihre Sexualität. Warum sind Männer „Hengste" oder „Aufreißer" und ernten Bewunderung, sobald sich ihre sexuellen Eroberungen im zweistelligen Bereich befinden und warum macht die gleiche Zahl Frauen zu Schlampen? Das Wort „Schlampe" als solches definiert weibliche Lust als schandhaft und setzt ihr Grenzen. Wo Männer nicht anders können, weil ihre Sexualität einer Naturgewalt gleichgesetzt wird, haben sexuell umtriebige Frauen (ob sie es nun tatsächlich sind oder es ihnen nur nachgesagt wird) direkt mit mit der Bezeichnung Schlampe zu kämpfen, was sie für eine ernsthafte Beziehung ausscheiden lässt. In einer Welt, in der Wörter definieren, wer oder was wir sind, ist der Begriff Schlampe nichts anderes als ein weiteres Werkzeug der Unterdrückung. Es sorgt dafür, dass Frauen weiterhin im öffentlichen Raum diskriminiert und klein gehalten werden.

#girlssupportgirls

Also Mädels, buttert euch nicht noch zusätzlich gegenseitig unter, das passiert auch ohne euer Zutun. Zicken und Schlampen existieren nur, solange wir sie als solche benennen.

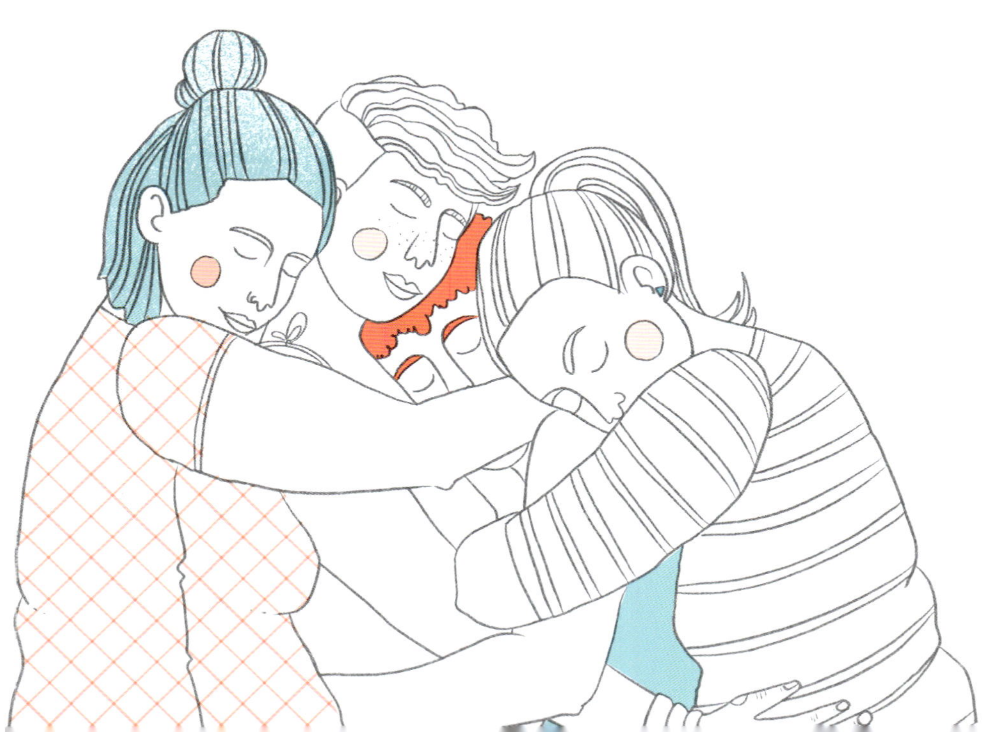

Neid wird ebenfalls gerne als Grund für eine (öffentliche) Kritik oder einen Streit von Frau zu Frau herangezogen. Die Aussage „Die ist ja nur neidisch“ ist ein Totschlagargument, das, ähnlich wie „Zicke“ oder „Schlampe“, die Betitelte herabsetzt und mehr oder weniger außer Gefecht setzt. Denn alles, was sie dann noch sagen könnte, würde unter dem Gesichtspunkt, dass „sie ja nur neidisch ist“, lächerlich erscheinen. Ebenso wird Konkurrenzverhalten unter Frauen im Berufsfeld allgemein gerne auf Neidbasis betrachtet. Feuer & Brot, ein von Alice Hasters und Maximiliane Häcke geführter Podcast, bringt als passendes Beispiel den häufig anzutreffenden Vorwurf an, dass Frauen in höheren Positionen es anderen Frauen am Arbeitsplatz bewusst schwer machen aus Angst, dass die (jüngeren, schöneren, strafferen ...) Angestellten ihnen den Stand streitig machen könnten. Das Bild von Frauen, die andere Frauen abwerten und sie bewusst unterbuttern, um ihre Position zu sichern, scheint aus ihrer Sicht mehr als nur ein Narrativ zu sein. Werden Frauen auf Konkurrenzverhalten getrimmt, weil sich nur so in der immer noch von Männern dominierten Welt „überleben“ lässt? Oder ist diese „Stutenbissigkeit“ Frauen angeboren? Wenn hier überhaupt von einem Charaktermerkmal gesprochen werden kann, dann ist dieses in Form von Neid auf die Gunst der Männer anderer Frauen antrainiert, um sich in eben jener „Männerwelt“ behaupten zu können.

› *Feuer und Brot, Podcast, Folge 29: „Der Umgang mit Neid: Lieben lernen oder abgewöhnen?“*

DAS WEIBLICHE BEGEHREN

Zurück zur Neiddefinition von Antje Schrupp. Um das Phänomen Neid vor allem in Bezug auf Frauen zu verstehen, erklärt sie zunächst, warum Neid in unserer Kultur unabdingbar ist. *„Das Problem an Neid wäre also, dass er den gesellschaftlichen Frieden stört und Streit zwischen*

› *Antje Schrupp, „Neid: ein ungeliebtes, aber vielsagendes Gefühl“*

Menschen schafft. Neid ist in dieser patriarchalen Kultur aber nicht nur ein unabwendbares Phänomen, insofern er zur Natur des Menschen gehört, sondern auch ein notwendiges. Privilegien sind nämlich nur dann etwas wert, wenn andere mich andere darum beneiden. Nur durch den Neid der anderen wird der Sieger zum Sieger.“ So betrachtet lässt sich ableiten, dass es eine Welt ohne Neid im Prinzip gar nicht geben kann. Demnach sind alle Menschen im Laufe ihres Lebens mehr oder weniger davon betroffen, da sie von der Kultur, in der sie leben, geprägt werden. Trotzdem ist Schrupp der Ansicht, dass Frauen meist etwas anderes empfinden, wenn von Neid die Rede ist und stützt sich dabei auf Gespräche mit Freundinnen und Kolleginnen. Sie arbeitet heraus, dass die meisten Frauen Neid eher nicht mit Missgunst in Verbindung bringen, was bedeutet, dass sich dieses Gefühl nicht primär gegen die Beneidete oder den Beneideten richtet. Im Gegenteil verbinden die Frauen das Gefühl des Neids mehr mit dem die Traurigkeit, da sie selbst jenes beneidete Gut nicht besitzen, wobei der Ursprung für diese Traurigkeit in der Unzufriedenheit über die eigene Situation liegt: „*Wer neidisch ist, ist nicht zufrieden.*“ Neid ist für Frauen ein individuelles Gefühl und hat mehr mit Begehren als mit Missgunst zu tun. Wenn Frauen neidisch sind, fragen sie sich, warum sie es nicht schaffen, jenes begehrte Gut zu erreichen und führen dies meistens auf die eigene Unfähigkeit zurück. Das Gefühl des Neids bezieht sich also nicht (nur) auf das Verhältnis zu der Person, die beneidet wird, sondern mehr auf das Verhältnis zu sich selbst: „*Daher meine These: Das wesentliche am Neid ist nicht die Beziehung, die er zwischen mir und einer/einem anderen konstituiert, sondern er ist Ausdruck eines Haderns zwischen mir und mir selbst, das aber nach außen umgeleitet wird durch die herrschende symbolische Ordnung, in*

› *Antje Schrupp, „Neid: ein ungeliebtes, aber vielsagendes Gefühl“*

der wir aufgewachsen sind." Ein bisschen mehr Verständnis untereinander aufzubringen und sich hilfsbereit gegenüber eines „Neiders" zu zeigen, anstatt Neid direkt als persönlichen Angriff zu interpretieren, macht viele Situationen einfacher, zumal, wenn sich die betroffene Person das Gefühl des „Neids" eingesteht und sich Gedanken über seinen Ursprung macht. Sich unmittelbar vor Augen zu halten, dass es sich dabei um ein noch nicht erfülltes Begehren handelt, anstatt sich einfach dem puren Gefühl des Neids hinzugeben und sich von ihm lähmen zu lassen, eröffnet neue Möglichkeiten und kann bereichernd sein. Die dadurch gewonnene Energie, die sonst verschlungen wird durch die Visualisierung dessen, was der oder die Beneidete besitzt und wie viel besser es ihr oder ihm damit geht, kann nun darauf verwendet werden, selbst in die aktive Rolle zu gehen.

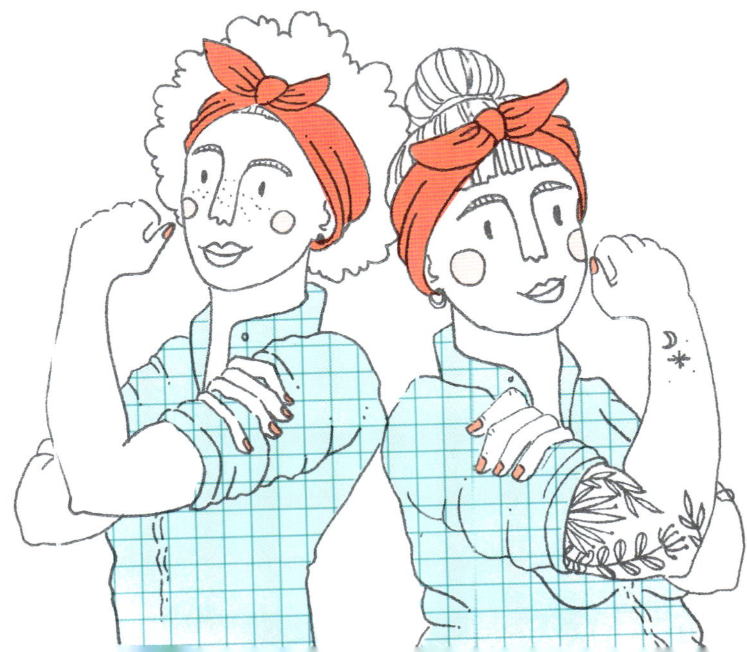

Kleiner Exkurs: Verrechnet

Wie wäre es zum Beispiel mit gleicher Bezahlung? Das sollte ganz oben auf der allgemeinen Begehrensliste aller Frauen stehen, direkt hinter Gleichberechtigung (was ja im Grunde das Gleiche darstellt). Für mich ein Objekt der Begierde, dessen erreichen sich lohnt.

Widmen wir uns also dem leider immer noch aktuellen Themenkomplex „Sie sind eine Frau, Sie erhalten im Durchschnitt 21 Prozent weniger Lohn von uns als Ihre männlichen Kollegen" und „Oh, wie ich sehe, sind Sie bereits 28." In Gedanken rechnet sich die Arbeitgeberin oder der Arbeitgeber während des Vorstellungsgesprächs (ach was, eigentlich schon beim Blick auf das Geburtsdatum im Lebenslauf) aus, wann ich wohl das erste Mal werfen werde. Yeah!

› *tagesschau.de „Wie hoch ist der Gender Pay Gap wirklich?"*

Warum ist das immer noch so, dass sich Frauen um solche Fragen Gedanken machen müssen? Der „Gender Pay Gap" bleibt nahezu stabil und das Statistische Bundesamt bemerkt dazu: *„Seit 2002 ist der Verdienstunterschied zwischen Frauen und Männern fast konstant. Das Ziel der Bundesregierung, den Verdienstabstand bis zum Jahr 2010 auf 15 Prozent zu senken, wurde damit deutlich verfehlt."* Ziemlich deutlich. 2010 ist schon eine Weile her, und es hat sich immer noch nichts geändert. Ladies, das ist Bares, das uns da verwehrt wird, und das aus Gründen, die ich mit meiner langsam nicht mehr so grünen Nase schon beinahe als vorsintflutlich bezeichnen würde. Weil Frauen sich immer noch mehr kümmern, und zwar nicht um sich selbst, sondern um Kinder und Familie und dafür häufig in Teilzeit oder gar nicht arbeiten. Dazu kommt, dass so genannte „Frauenberufe" häufig in Branchen zu finden sind, die ein niedrigeres Lohnniveau aufweisen, wie zum Beispiel Erziehungs-, Pflege- und Gesundheitsberufe, die sich mit dem Teilzeitmodell aber gut vereinbaren lassen.

Familie in allen Ehren, nur zahlt sie sich im wahrsten Sinne des Wortes am Ende für viele Frauen nicht aus. Im Schnitt verzichtet eine Akademikerin mit zwei Kindern und einer Teilzeitstelle im Laufe ihres Lebens auf etwa 750.000 Euro. Frauen tragen nach wie vor den Hauptteil der Verantwortung, wenn es um die Versorgung der Kinder, aber auch pflegebedürftiger Eltern oder anderer Angehöriger geht. Das sind notwendige, zeit- und energieintensive Aufgaben, die aber maximal durch verbale Anerkennung gewürdigt werden und bis auf bezahlte Elternzeit keinen Cent abwerfen.

› *Die Zeit, Ausgabe Nr.43 / '19 „Ihr habt mehr verdient"*

› *tagesschau.de „Wie hoch ist der Gender Pay Gap wirklich?"*

Das stereotype Bild der Frau, die vollkommen glücklich mit ihren häuslichen Aufgaben des Sichkümmerns und dabei völlig abhängig vom Einkommen und Wohlwollen ihres Mannes ist, scheint sich nicht gänzlich abschütteln zu lassen. Aber warum ist das so? Sind Frauen „von Natur aus" aufopferungsvoller? Sind ihre Instinkte so schwach, dass rund ein Drittel von ihnen "vergisst" auch nur einen Cent in eine private Altersvorsorge zurückzulegen? Warum muss man sich zwischen Kind und Karriere offensichtlich immer noch entscheiden? „Schatz, ich verdiene doch mehr als du, es wäre doch blöd, auf dieses Geld zu verzichten." Zack, Teufelskreis, aus dem zu entkommen sich unter den gegebenen wirtschaftlichen Umständen als schwierig gestaltet und Löcher ins rosafarbene Portemonnaie reißt.

Haben Frauen einfach keine Lust auf mehr Geld? Sind die sanften Wesen einfach mit dem zufrieden, was sie haben, und ich rege mich hier völlig zu unrecht auf? Sind ihnen Harmonie, Schönheit und ein friedvolles Familienleben einfach genug?

Äh, nein? Geld verdienen bedeutet Sicherheit und Handlungsmacht. Ich bin der Meinung, dass Frauen das sich selbst zurücknehmende Verhalten antrainiert wurde durch Faktoren wie das bereits angesprochene „schöne Geschlecht" und alte Unterdrückungsmaßnahmen wie „Meine Frau muss nicht arbeiten gehen, sie hat den Luxus, sich gänzlich dem Haushalt und den Kindern widmen zu können". Frei nach dem Motto: Es kam aus deiner Vagina, also kümmere dich auch darum! *„Die Gründe für diese Unfähigkeit, den eigenen Wert zu kennen und einzufordern, sind älter als die Aufklärung. Luther, Hitler, Ludwig Erhard: Jeder auf seine Art brachte den deutschen Frauen bei, dass Gelddinge nicht in ihre Zuständigkeit fallen."* Um vollständige Gleichberechtigung und Unabhängigkeit zu erreichen, müssen sich Frauen auch mit ihren Finanzen auseinandersetzen und beruflich für sich einstehen. Kinder haben zu wollen darf kein Grund sein, später mit 600 Euro Rente im Monat über die Runden kommen zu müssen, wenn ihnen kein Ehemann zur Seite steht, der ein Leben lang vollzeitbeschäftigt war. Teilen wäre eine Idee. Das Kind besteht aus geteiltem Erbgut, also wird sich auch gleichermaßen drum gekümmert. Wenn Frauen sich nach wie vor vermehrt um die Kinder kümmern möchten, darf das keinen finanziellen Nachteil für sie darstellen. *„Wenn Ihr Mann arbeitet und Sie zu Hause bleiben, werden alle Einnahmen geteilt. Alle. Und davon wird von beiden die Rentenvorsorge anteilsmäßig gleich bezahlt."*

›
Die Zeit,
Ausgabe Nr.43 / '19
„Ihr habt mehr verdient"

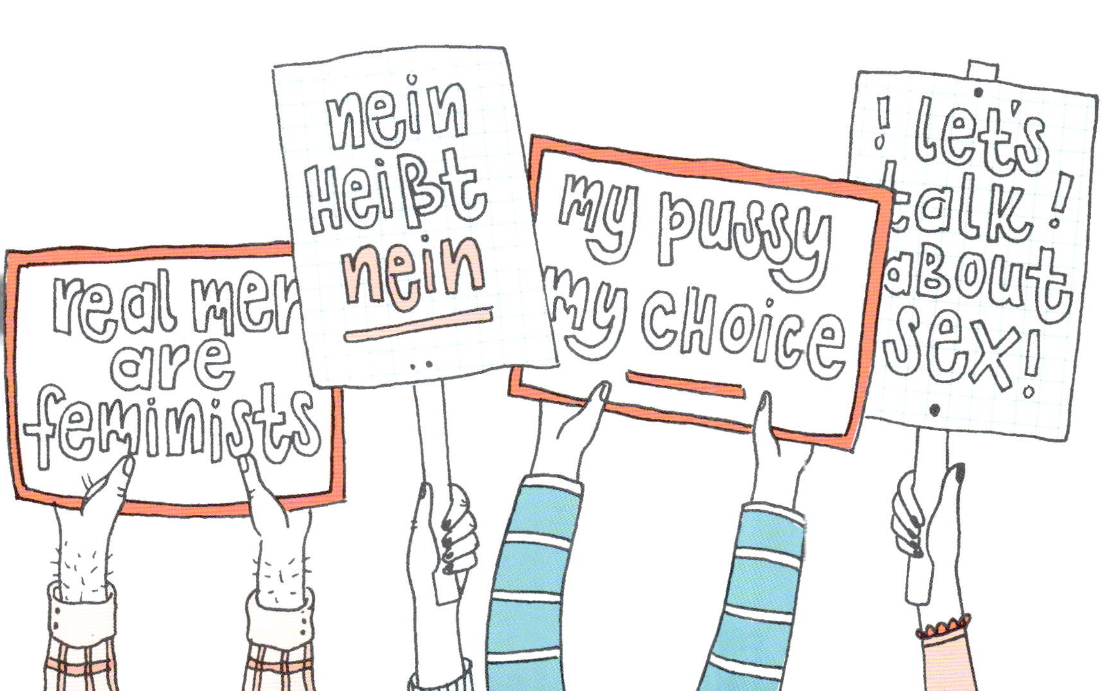
real men are feminists
nein heißt nein
my pussy my choice
let's talk about sex!

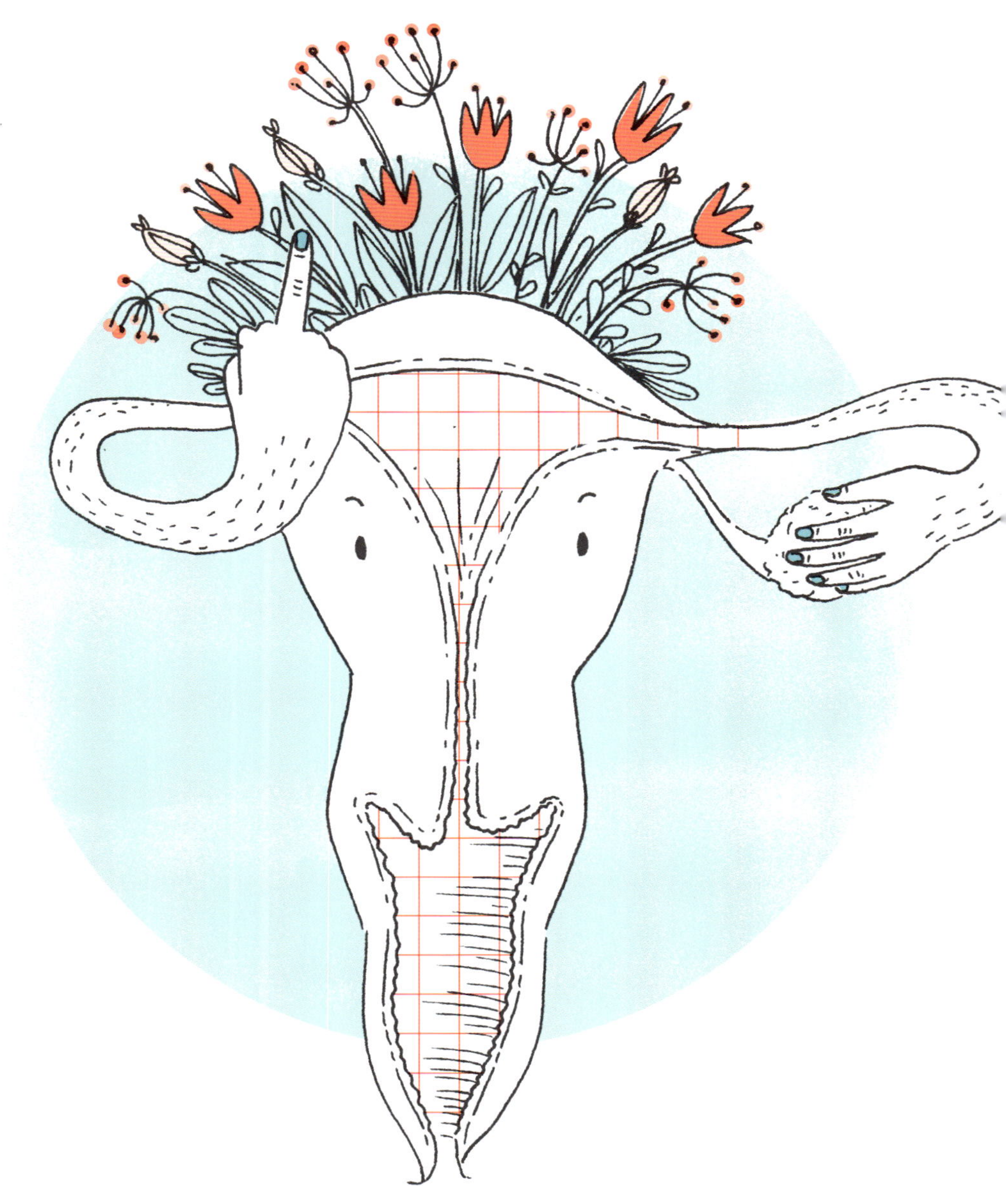

Kapitel Sieben

V wie Verrückt

134 – 143

V WIE VERRÜCKT

Was der Vibrator mit Hysterie zu tun hat

Im Laufe der Zeit wurden der Vulva mehr (gegensätzliche) Eigenschaften nachgesagt, als sie Nervenenden besitzt. Und das sind viele, wie wir wissen. Weibliche Lust und Sexualität wurden einst als etwas Göttliches und Erstrebenswertes angesehen. Mit der Zeit ging es mit diesem Ruf allerdings steil bergab, zum Leidwesen der Frauen. Kurios, dass sich um die Vulva schon so häufig der Kopf zerbrochen wurde, obwohl sie einfach nur ein Körperteil ist.

› *Liv Strömquist, „Der Ursprung der Welt"*

Richtig viele Gedanken gemacht hat sich der Mann, der die langweiligsten Frühstücksflocken der Welt erfunden hat: John Harvey Kellogg. Er war der Meinung, dass Frauen unbedingt vom Onanieren abgehalten werden müssten, da die Stimulation der Klitoris zu schlimmen Krankheiten führen könnte wie z. B. Gebärmutterhalskrebs oder dem Klassiker Wahnsinn. Da er Arzt war, wollte Kellogg die armen Frauen vor diesem Leid natürlich bewahren und hatte den glorreichen Einfall, die Klitoris einfach mit ein wenig Säure zu beträufeln. Klasse. Diese Idee kam von einem Mann, der nach eigenen Angaben sein ganzes Leben sexuell enthaltsam lebte und sich täglich nach dem Frühstück einen Einlauf verpassen ließ. Dieser Gewohnheit wurde nachgesagt, jegliche fehlende sexuelle Interaktion zu kompensieren: Kellogg lehnte Masturbation nämlich ebenfalls ab. Einläufe verschafften ihm so gesehen also die sexuelle Befriedigung, die er so konsequent ablehnte.

Noch radikaler im Kampf gegen weibliche Sexualität ging Dr. Isaac Baker Brown vor, der die Klitoris einfach operativ entfernte, um Frauen vom Onanieren abzuhalten. Halt, er wollte damit natürlich nur gewisse Frauenleiden wie Kopfschmerzen und Hysterie lindern. Danke dafür.

HANDARBEIT

Apropos Hysterie. Dank dieser „Krankheit" ist die Menschheit und besonders die Damenwelt zum Besitz der tollen Erfindung des bis heute beliebtesten Sextoys der Welt, des Vibrators, gekommen. Ein paar gute Dinge müssen einfach rausspringen bei dem Mist, den Frauen sich ständig auf Grund ihrer Physis anhören müssen. Der Begriff „Hysterie" stammt vom altgriechischen Wort „hystera", das auf deutsch „Gebärmutter" bedeutet und als neurotische Störung angesehen wurde. Heute ist der Begriff glücklicherweise veraltet. Befallen hat Hysterie natürlich – wie sollte es auch anders sein als Trägerinnen von Gebärmuttern – nur Frauen. Ende des 19. Jahrhunderts war diese seltsame Krankheit der allerletzte Schrei und brachte die Ärzte dieser Zeit ordentlich ins Schwitzen. Sie hatten alle Hände voll zu tun mit Frauen, die aus unerfindlichen Gründen an Kopfschmerzen, schlechter Laune und rüder Ausdrucksweise litten. Man muss dazu sagen, dass zu dieser Zeit die vorherrschende medizinische Meinung war, dass Frauen ausschließlich durch Penetration eines Mannes sexuell erregt werden könnten und von sich aus gar nicht in der Lage wären, sexuelles Verlangen zu verspüren. Dass die so genannte Hysterie ihren Ursprung in fehlender sexueller Befriedigung hatte, sah also niemand. Die Ärzte fanden aber nun heraus, dass sich Hysterie wunderbar kurieren ließ, indem man die Klitoris der Frau per Hand stimulierte. Welch erstaunliche Entdeckung. Allerdings wurde die klitorale Stimulation keinesfalls als eine sexuelle Handlung angesehen. Es diente einzig und allein dem Auskurieren dieser merkwürdigen

Frauenkrankheit. Aus ärztlicher Sicht empfanden Frauen dabei auch keinerlei Vergnügen, da es sich bei der externen Stimulation um einen rein medizinischen, heilenden Eingriff für das weibliche Nervensystem handelte. Den dadurch auftretenden Zuckungen, Krämpfen und Schreien wurde nichts Lustvolles zugeschrieben: Sie wurden als zur Heilung notwendiger, manuell ausgelöster hysterischer Anfall gesehen, denn danach verschwanden die für Hysterie so typischen Anzeichen wie Traurigkeit, unzüchtige Gedanken und unkontrollierte Stimmungsschwankungen. Die Frauen blieben beruhigt und mit rosigen Wangen zurück.

›
*„In guten Händen"
Film von Tanja Wexler, 2011*

Kleiner Exkurs: Diagnose Hysterie

„Nach Ihrer Diagnose ist weibliche Hysterie verantwortlich für alles, von Zahnschmerzen bis zur Schlafstörung! Hysterie ist für euch eine Sammeldiagnose für unbefriedigte Frauen. Frauen, die ihr Leben gezwungenermaßen mit häuslichen Pflichten und selbstsüchtigen, prüden Ehegatten verbringen, die nicht bereit oder nicht fähig sind, ihre Frauen mal richtig zu lieben! Oder häufig genug zu lieben." Dieses Zitat spiegelt die Situation der Frauen Ende des 19. Jahrhunderts deutlich wider. Frauen hatten zu dieser Zeit kaum Rechte, Chancen und Möglichkeiten in der Gesellschaft. Sie durften weder studieren noch arbeiten noch wählen und waren im Allgemeinen dazu verdammt, ihr Leben an der Seite des Ehemannes zu Hause zu fristen. Von ihnen wurde erwartet, sich vornehm zurückzuhalten, pflichtbewusst gegenüber der Familie und der Gesellschaft zu sein und sich in Bescheidenheit zu üben. Ihre eigenen Bedürfnisse mussten Frauen zu jeder Zeit hintanstellen und wahre Emotionen unterdrücken, denn „Ausbrüche" galten als unschicklich und wurden mit Hysterie in Verbindung gebracht.

Hysterie war ein regelrechte Plage und zugleich eine Modeerscheinung in der Medizin. *„In ihren schlimmsten Formen erfordert sie drastische Maßnahmen wie Zwangseinweisungen und Operationen. In schwierigen Ausprägungen jedoch: Nymphomanie, Frigidität, Melancholie, Angstzustände. Absolut therapiefähig."* Den Ursprung für jene mysteriöse Erkrankung der Frauen sah man nicht in der Tatsache, dass Frauen schlichtweg unbefriedigt waren, was ihre sexuellen wie gesellschaftlichen Wünsche betraf, sondern in einem überaktiven Uterus. Bereits in der Antike sollen sich die Mediziner gezwungenermaßen mit diesem Frauenleiden herumgeschlagen haben: Die Gebärmutter, ein gieriges Tier, das nach Kindern verlangt, durchzog bei Nicht-Befruchtung den Körper der Frau und biss sich schließlich am Gehirn fest. (Wow, wie ist sie dahin gekommen? Durch den Hals??) Dort verursachte sie Glieder- und Nackenschmerzen, Schwerhörigkeit und andere schauerliche Krankheitssymptome der Hysterie. Ende des 19. Jahrhunderts machte man mit einer wild gewordenen Gebärmutter leider oft kurzen Prozess: Jene oben erwähnten „in schlimmen Fällen notwendigen Operationen" beinhalteten die chirurgische Entfernung des Uterus. Schlimm genug, dass Frauen dabei keinerlei Mitspracherecht hatten, ob dieser Eingriff an ihnen vorgenommen werden durfte. Dazu kam, dass dieses grundlose Herumschnippeln an weiblichen Körpern zu einer Zeit stattfand, in der viele Ärzte Bakterien für ein Hirngespinst hielten und das Waschen von Händen und OP-Besteck noch keinen Einzug in die Hygiene gehalten hatte.

› *„In guten Händen" Film von Tanja Wexler, 2011*

› *Spiegel.de „Erfindung des Vibrators"*

ALLES EINE FRAGE DER TECHNIK

Die manuell ausgelösten „Anfälle" erfreuten sich in kürzester Zeit größter Beliebtheit. Das stellte die Ärzte natürlich vor die Aufgabe, die Scharen an Frauen, die von ihren Männern wegen Verdacht auf

Hysterie zum Arzt geschickt wurden oder selbst der Meinung waren, eine solche Behandlung dringend zu benötigen, auch angemessen zu bedienen. Es dauerte nicht lange und die armen Mitglieder des doch gar nicht mal so starken Geschlechts klagten wegen Krämpfen in den Händen.

Eine Lösung musste her, und zwar schleunigst. Das brachte den ersten dampfbetriebenen Vibrator auf den Markt. Und zwar nicht, weil Frauen ein Recht auf regelmäßige sexuelle Befriedigung, sondern weil die Männer dieser Zeit einfach zu viele klitorale Probleme hatten und schlicht überfordert waren. Fakt ist, dass nach und nach Apparaturen erfunden wurden, die der Stimulierung des weiblichen Genitalbereichs dienten und die Hysterie zurückdrängten. Eine Erfindung war die so genannte „Beckendusche", bei der mittels eines Wasserstrahls die Klitoris stimuliert wurde und die es auch für zu Hause gab (heute in vereinfachter Form als Brausekopf in der Dusche zu finden). Auch Sprudelbäder waren sehr beliebt. Abgelöst wurden diese sehr wasserlastigen und umständlichen Methoden durch den von George Taylor Ende der 1860er Jahre in Amerika erfundenen, dampfbetriebenen „Manipulator", der im Ganzen eine vibrierende Platte darstellte und im Grunde ein Riesenvibrator zum Draufsetzen war. Wären Waschmaschinen früher erfunden und wackelig aufgestellt worden, wäre der Manipulator überflüssig gewesen. Etwas später etablierte sich dann der weitaus günstigere, elektrische und damit äußerst handliche Vibrator mit dem eingängigen Namen „Hammer". Erfinder dieses Kassenschlagers war der britische Arzt Joseph Mortimer Granville. Der „Hammer" hielt Einzug in alle modernen Arztpraxen und erleichterte den Medizinern ihre klitorale Arbeit enorm. Handarbeit, die bis zu einer Stunde gedauert hatte, konnte nun mit Hilfe moderner Technik

›
Spiegel.de
„Erfindung des Vibrators"

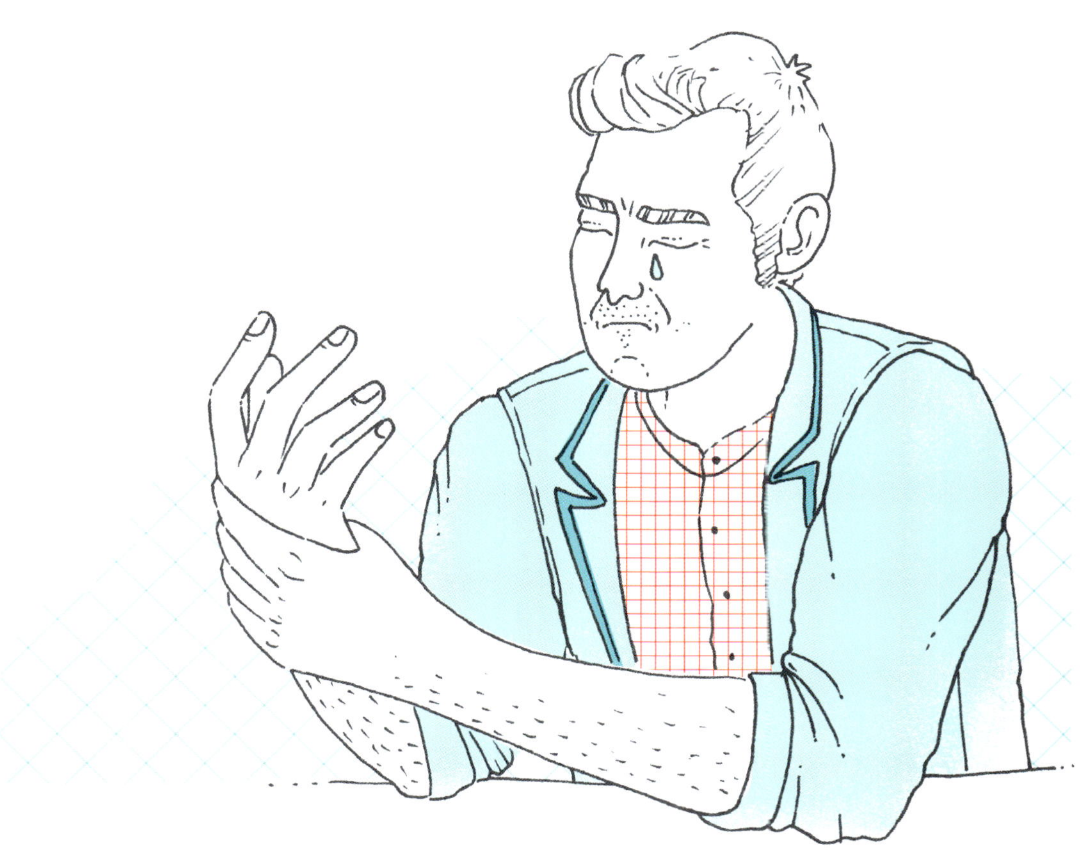

in kürzester Zeit erledigt werden. So könnte damals auch eine Nähmaschine beworben worden sein.

Zur Jahrhundertwende hin wurden Vibratoren immer heim- und handtauglicher. Der echte Bringer für die moderne Hausfrau und garantiert das absolute Trend-Geschenk zu Weihnachten. Es wurde allerdings immer schwieriger, die sexuelle Funktion dieser mittlerweile kommerziell produzierten und immer raffinierteren Geräte zu ignorieren. Anfangs noch als Gesundheitshilfe für die Frau in Magazinen beworben, verschwanden die nun immer verheißungsvoller werdenden Werbeslogans wie „All die Freuden der Jugend werden in Ihnen pochen" Ende der 1920er Jahre plötzlich spurlos. Rachel P. Maines, amerikanische Historikerin, vertritt die These, dass es dafür zwei Gründe gab: *„Zum einen verbesserte sich der Kenntnisstand um den weiblichen Höhepunkt, etwa durch die Studien Sigmund Freuds. Zum anderen begannen die Vibratoren zu jener Zeit, vermehrt in erotischen Filmen aufzutauchen – nunmehr unverblümt als weiblicher Glücksgenerator.*" Was eben noch wunderbar gegen Verspannungen, Hysterie und Kopfschmerzen geholfen hatte und sich größter Beliebtheit erfreute, wurde, kaum dass es mit weiblicher Lust in Verbindung gebracht war, schnell in die dunkle Ecke gedrückt. Tschüss, Klitoris.

› *Spiegel.de „Erfindung des Vibrators"*

! *Erst 1952 wurde Hysterie offiziell nicht mehr als Krankheit angesehen.*

HALBFREIE LIEBE

Einen Aufwind erlebte der Vibrator mit der Erfindung des Silikons in den Siebzigern und der zeitgleichen „sexuellen Revolution" im Rahmen der 68er-Bewegung. Sich gegen den Geist der Nachkriegszeit und die vorgegebenen moralischen Vorstellungen einer monogamen Beziehung zwischen Mann und Frau auflehnend, strebte ein Teil der

Jugend in Deutschland nach freier Liebe beziehungsweise nach freiem Sex. Die überkommenen Normen der „Mutter-Vater-Kind-Familie" wurden aufgebrochen und man befreite sich von den erstarrten gesellschaftlichen Konventionen, indem man so oft wie möglich den Sexualpartner wechselte. *„Wer zweimal mit derselben pennt, gehört schon zum Establishment."* Genau, mit derselben. Nicht nur, dass allein die Verwendung eines solchen Slogans einen Zwang ausdrückte (nämlich gezwungenermaßen nach diesem Ideal der „freien" Liebe zu leben, da man ansonsten zur verhassten konservativen Obrigkeit gehörte) – die freie Liebe wurde mit diesem Satz nur einem Teil der Menschen zugesprochen, den Männern. Und das nicht „bloß" aus einer retrospektiven Sicht auf die Dinge im Sinne eines „unachtsamen Sprachgebrauchs". Frauen waren de facto diejenigen, die sich, um das Ideal des freien und damit befreienden Sex zu ermöglichen, jederzeit körperlich zur Verfügung halten sollten. Die zeitgleiche Erfindung der Pille schien *eben nur* ein Befreiungsschlag für die Frau und ihre Sexualität zu sein: Sie hatte ein Stück Kontrolle über ihren Körper erlangt und war sicher vor ungewollten Schwangerschaften – bis heute. Nur wird gerne übersehen, dass dieser sexuelle Befreiungsschlag durch die Pille, der nicht nur Frauen zugutekommt, nach wie vor auf Kosten der Frauen ausgelebt wird. *„Kondom? Du nimmst doch eh die Pille!"*

› *deutschlandfunkkultur.de „Sexuelle Revolution"*

› *ze.tt „Meine Klitoris ist politsch"*

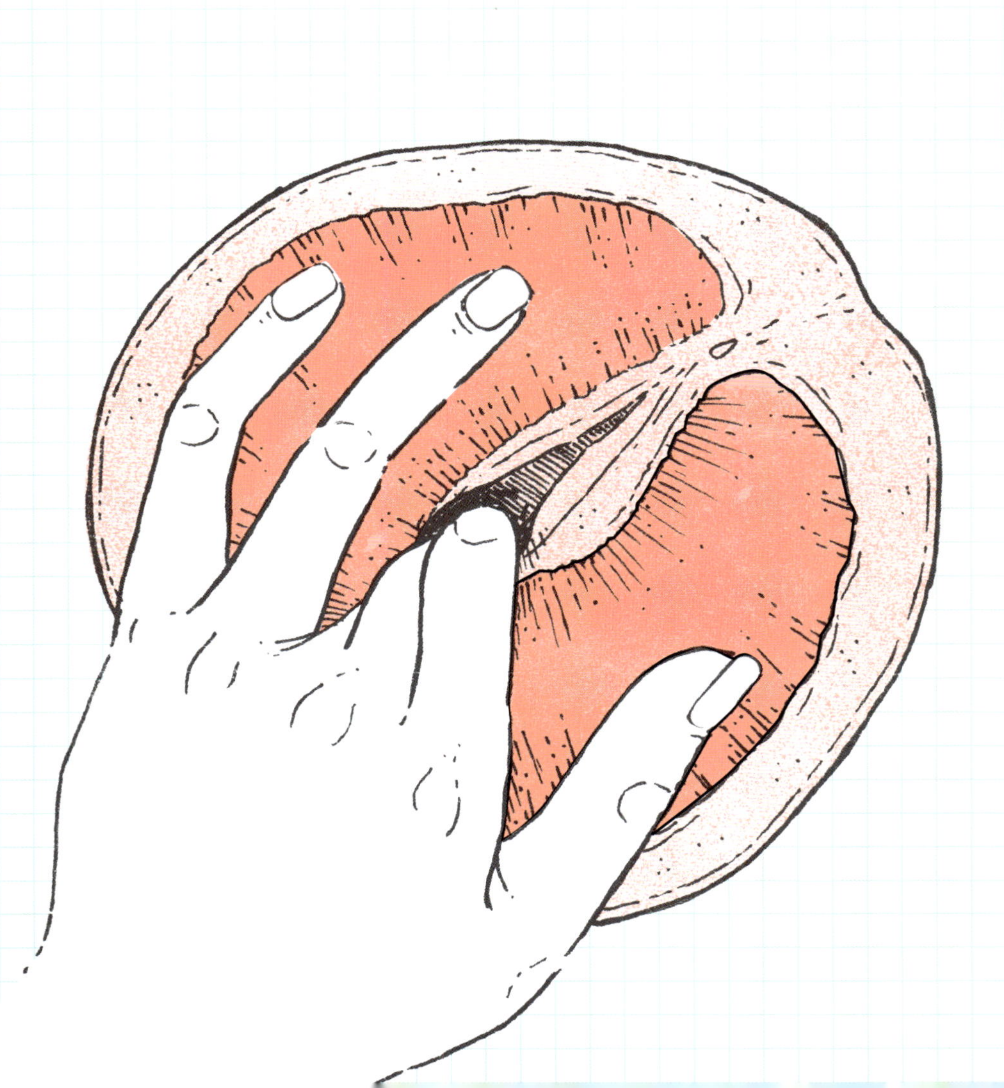

Kapitel Acht

V wie Verwöhnen

144 – 159

V WIE VERWÖHNEN

Mach's Dir selbst

Das vielleicht schambehaftetste Thema – ich würde mal behaupten, es lässt Wangen sogar noch stärker erröten als Sex oder Menstruation – ist wohl die Selbstbefriedigung, jedenfalls für Frauen. Wird an einer Stelle bereits mit aufrechter Haltung und festem Blick nach einem Tampon gefragt, würden wohl die wenigsten Frauen mit gleichem Selbstvertrauen nach den Lieblingstechniken der Selbstbefriedigung ihrer besten Freundin fragen. Oder ob sie *es überhaupt tun*. Masturbation bei Männern scheint eher etwas Alltägliches zu sein, etwas, das sie (angeblich) bereits zusammen in geheimen Winkeln des Schulhofs oder in der Umkleidekabine machen. In Filmen werden Männer gezeigt, die beim Palmewedeln erwischt werden, deswegen jedoch keinesfalls im Boden versinken und im Gegenteil eher ein breites Grinsen im Gesicht haben als Schamesröte. Es gehört halt dazu. Bei Frauen scheint diese Normalität noch nicht angekommen zu sein – nicht zuletzt durch den Umstand, dass Orgasmen ohne das Zutun eines Penis lange Zeit einem Hochverrat gleichkamen und weibliche Sexualität an die Befriedigung des Mannes gekoppelt war. Zu überlegen wäre, ob diese „Offenheit" im Umgang mit Masturbation bei Männern auch daher rührt, dass sie bereits in jungen Jahren zwangsläufig mit ihrem Geschlechtsteil in Berührung kommen, wenn sie pinkeln müssen und sich dadurch, dass sie ihren Penis dabei aktiv in der Hand halten, auch früher intensiv mit ihm auseinandersetzen. Mädels wischen sich kurz ab und gut ist. Oder dass eben einfach erwartet wird, dass Masturbieren ab einem gewissen Alter zu den täglichen Pflichten eines Mannes gehört sowie das Menstruieren

bei Frauen. (Hier wäre ja ein guter Zeitpunkt für Frauen, sich intensiv mit ihrem Geschlechtsteil auseinanderzusetzen, jetzt, wo es mit Signalfarbe auf sich aufmerksam macht. Im Gegenteil wird aber alles Erdenkliche unternommen, um *es* und seine Widerlichkeiten zu verstecken.) Hinzu kommt, dass der männliche Orgasmus, nicht zuletzt durch seine Notwendigkeit zur Fortpflanzung, immer noch über dem weiblichen Orgasmus steht (mehr zum Thema Orgasmus im Kapitel V *160*
wie Verkehr) und einen deutlich größeren Stellenwert beim heterosexuellen Geschlechtsverkehr besitzt. So fällt der weibliche Höhepunkt gerne einmal aus oder kommt erst gar nicht zur Sprache. Das sind alles Voraussetzungen, die es Frauen nicht gerade leicht machen, sich zum einen über ihre Sexualität klarzuwerden und zum anderen Wünsche offen auszusprechen.

Dass sie beim Sex bekommen, wonach es ihnen verlangt, geht nur dann, wenn Frauen von vornherein wissen, was ihnen Spaß macht und was sie befriedigt. Dafür aber sollten und müssen sich Frauen intensiv mit ihrem eigenen Körper und den Geschlechtsteilen befassen. Dazu gehört auch die Erfahrung, welche Berührung angenehm ist oder sexuell stimulierend. Die Fähigkeit zur Selbstbefriedigung verschafft einer Frau mehr Autonomie in Bezug auf ihr Sexualleben, weil niemand sonst ihren Körper so gut kennt wie sie.

SELBSTBESTIMMUNG HEISST DAS ZAUBERWORT

Die sexuelle Erlebnisfähigkeit setzt also letztlich eine solide und angstfreie Kenntnis des eigenen Körpers voraus. Traut euch ruhig was! Außerdem haben Orgasmen auch einen ganz praktischen Nutzen: Sie können helfen, Stress und emotionale Spannungen abzubauen. Dafür ist es wichtig, dass bereits junge Mädchen von klein auf lernen, dass es eine Sexualität gibt, die sie nur mit sich selbst erleben – und dass das gut so ist. Selbstbefriedigung als einen eigenständigen Teil der Sexualität anzusehen kann durchaus der Schlüssel zu einem erfüllteren Sexualleben in welcher Partnerkonstellation auch immer sein.

134 Wie im vorangegangen Kapitel V wie Verrückt beschrieben, haben Ärzte Ende des 19. Jahrhunderts „aus Versehen“ die Orgasmusfähigkeit der Frauen durch klitorale Stimulation wiederentdeckt, diese allerdings erst einmal als Hysterie abgetan. Vielleicht auch, weil sie ganz tief im Innern ahnten, was das bedeutete: Der Penis war nun nicht mehr der Lustbringer frigider Frauen, sondern letztlich ein Samenträger und Spielzeug des Mannes. Da dieser für den weiblichen Orgasmus plötzlich nicht (mehr) zwingend erforderlich war, hätte damit gut und gerne das Ende der männlich sexuellen Dominanz eingeläutet werden können. Doch daraus wurde nichts. Zum Glück trat als Retter der Penisse Freud-Man auf den Plan und tat alles dafür, um Frauen durch die These vom Penisneid auf die billigen Plätze zu verweisen. Mehr dazu
160 im nachfolgenden Kapitel V wie Verkehr. Wir machen einen kleinen Sprung nach vorne in die erfreulicheren 1960er Jahre, in denen Virginia Johnson und William Masters den klitoralen Orgasmus ins Rampenlicht des gesellschaftlichen Bewusstseins zurückbrachten. Durch ihre Forschungen, die bewiesen, dass es für den weiblichen Orgasmus keines Penisses bedarf, war es Frauen von nun an – klinisch getestet! – erlaubt, Orgasmen ohne Penetration zu erleben – der Startschuss für schöne Stunden der Selbstbefriedigung. *„Die Anerkennung des klitoralen Orgasmus wertete die Komplexität weiblicher Sexualität auf und die Bedeutung des Geschlechtsverkehrs für weibliches Sexualerleben ab.“*

› *Maria Schäfgen, „Kommen Sie doch, wie Sie wollen…“*

Nachgefragt

Weibliche Selbstbefriedigung ist prima, aber sie sollte aber vor allem eines sein: ganz alltäglich und normal. Jede Frau muss dabei für sich selbst herausfinden, was sie als schön empfindet und was sie erregt. Manchmal braucht es auch eine Weile, bis man entdeckt hat, was einem (alles) gefällt. Wichtig ist, sich dabei nicht unter Druck zu setzen – im Gegenteil soll man sich gerade bei der Selbstbefriedigung aktiv Zeit für sich nehmen. Es gibt keine schlechten oder falschen Orgasmen. Wie, wann, wo und wie oft ihr Höhepunkte erleben wollt, ist völlig euch überlassen. Hauptsache, ihr habt dabei Spaß. Und wenn es mal nicht klappt, dann probiert ihr es eben zu einem anderen Zeitpunkt nochmal. Nicht den Mut verlieren – wie bei einer Telefonhotline. Irgendwann kommt ihr (durch).

Um auch dieses Thema nach und nach von Scham zu befreien und möglichst realistisch darzustellen, haben wir unsere Mädels zu ihrem Umgang mit Selbstbefriedigung befragt. Vielleicht dienen euch ihre Tipps und Tricks als Inspiration zu mehr Selbstliebe.

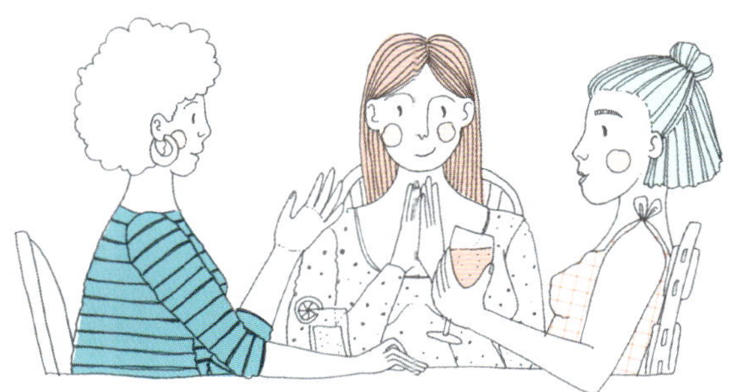

Befriedigst du dich selbst?

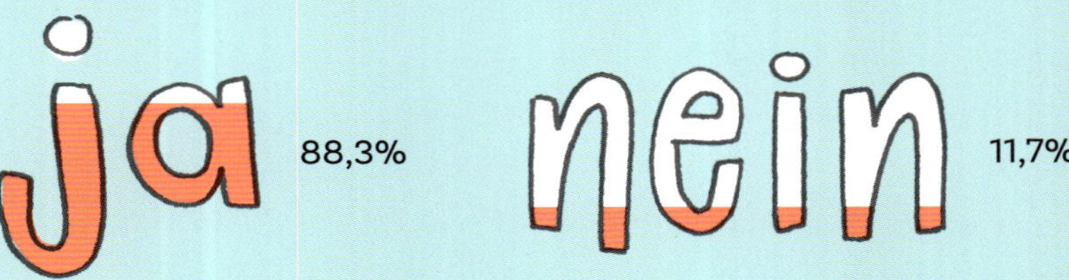

von 302 im Zuge einer Umfrage befragten Frauen

Wenn ja, regelmäßig?

eHeR ja

34,2%

37,6%

17,3%

10,9%

eHeR nein

von 302 im Zuge einer Umfrage befragten Frauen

Wie alt warst du, als du mit der Selbstbefriedigung angefangen hast? Und was hat dich dazu bewegt?

„***13 Jahre.*** Ein Junge hat mich damals bei einer Übernachtungsparty bedrängt. Hat sich dann bei mir in Interesse entwickelt …“

„Mit ***15 oder 16 Jahren*** habe ich mal dran „versucht“, dabei keinen Spaß empfunden und es direkt wieder gelassen. Mit ***28 Jahren*** habe ich mir einen Satisfyer gekauft, der im Internet hoch gelobt wurde. Der hat mir dann auch meinen ersten Orgasmus mit mir selbst beschert.“

„Mit ***14 oder 15 Jahren.*** Die Neugierde und das „Mitreden-Können“ im Freundeskreis waren der Auslöser.“

„Ich schätze so zwischen ***13 und 15 Jahren.*** Ich hab eine kurze Szene in einem Film gesehen, wo eine Frau an einer U-Bahn Station unauffällig ihre Hand unter ihr Kleid führt. Das hat mich neugierig gemacht, selbst mal zu sehen, was es da gibt.“

„Schätzungsweise zwischen ***4 und 6 Jahren,*** auf jeden Fall noch im Kindergarten.“

„Ich glaube ich war ***14 oder 15 Jahre***. Mein erster Freund hat mich darauf gebracht.“

Malst du dir dabei konkrete Szenarien aus oder nutzt du Vorlagen wie Pornografie, erotische Hörbücher usw.? Was zeigt bei dir am meisten Wirkung?

—

„Mal so, mal so – je nach Stimmung und Zeitressourcen. ***Flirtspielchen, Frauensex, Machtspielchen.***“

—

„Die beste Wirkung ist, wenn ich mir ***Sex mit meinem Partner vorstelle.*** In der Zeit ohne Partner ein Szenario, bei dem ich guten Sex mit jemandem hatte, den ich mag/mochte. Manchmal, aber sehr selten, schaue ich einen ***Porno.***“

—

„Nein, ich versuche an ***nichts zu denken*** und mich nur auf meinen Körper zu konzentrieren. Allerdings läuft bei mir oft Musik.“

—

„Pornos schaue ich manchmal, ca. bei jedem zweiten oder dritten Mal. Die anderen Male zehre ich dann aber von Szenen, die ich besonders gut fand. Manchmal stelle ich mir auch ***erotische Szenen im Alltag*** vor, aber da kommen schnell realistische Einwände wie ‚Ne, da würde uns sofort jemand entdecken‘ oder ‚Sicherlich hätte mein Partner was dagegen‘. Deshalb sind solche ‚realistischen‘ Szenarien mit mir in der Hauptrolle selten ergiebig.“

—

„Wirklich konkret ist das nicht. Klar hab ich mir auch schon manchmal einen Porno angeschaut, aber sobald es zur Sache geht, bin ich sehr viel mehr bei mir als bei einem Video oder einer ***Phantasie.*** Das ist höchstens die Starthilfe.“

Benutzt du Hilfsmittel wie Gleitgel, Spielzeug, andere Gegenstände?

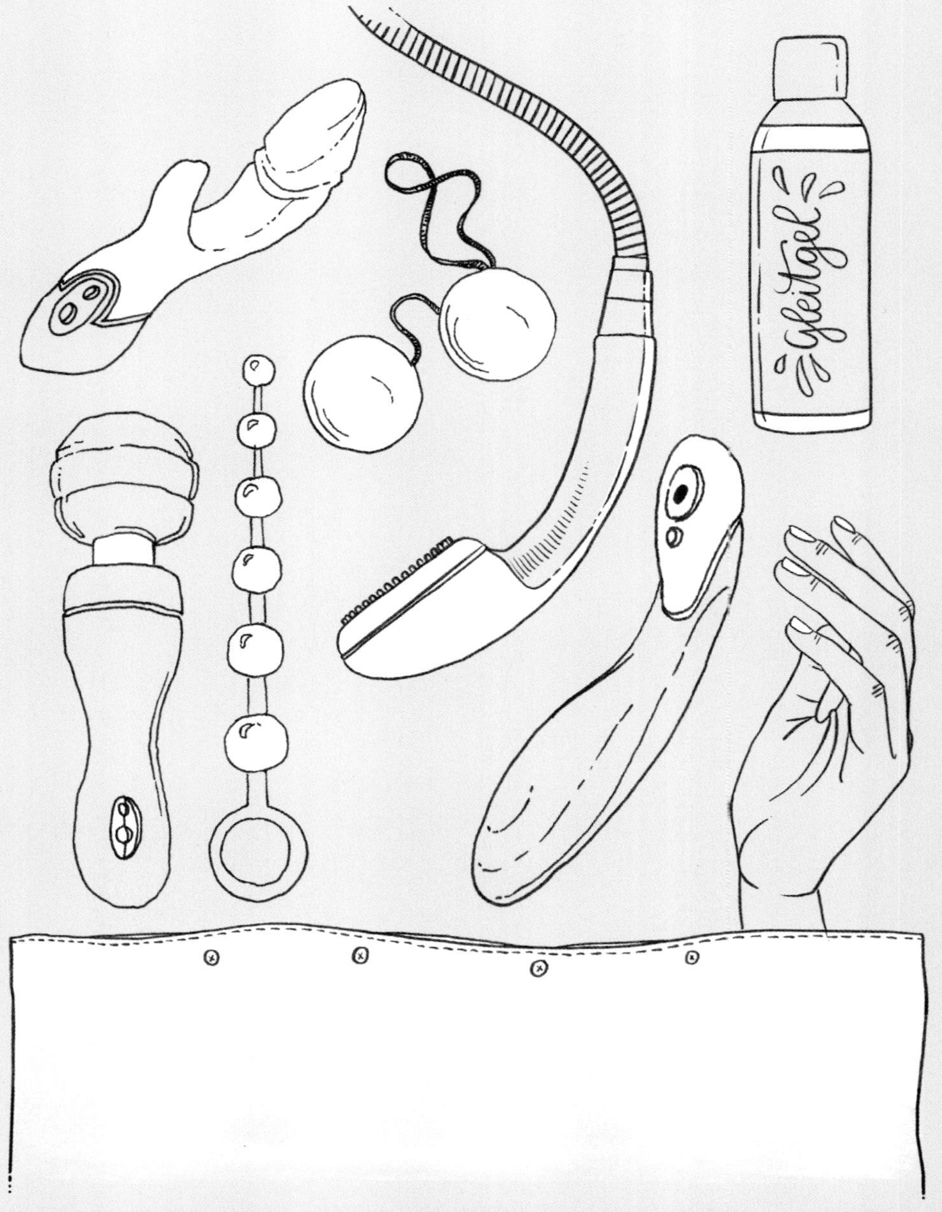

Wo befriedigst du dich selbst?

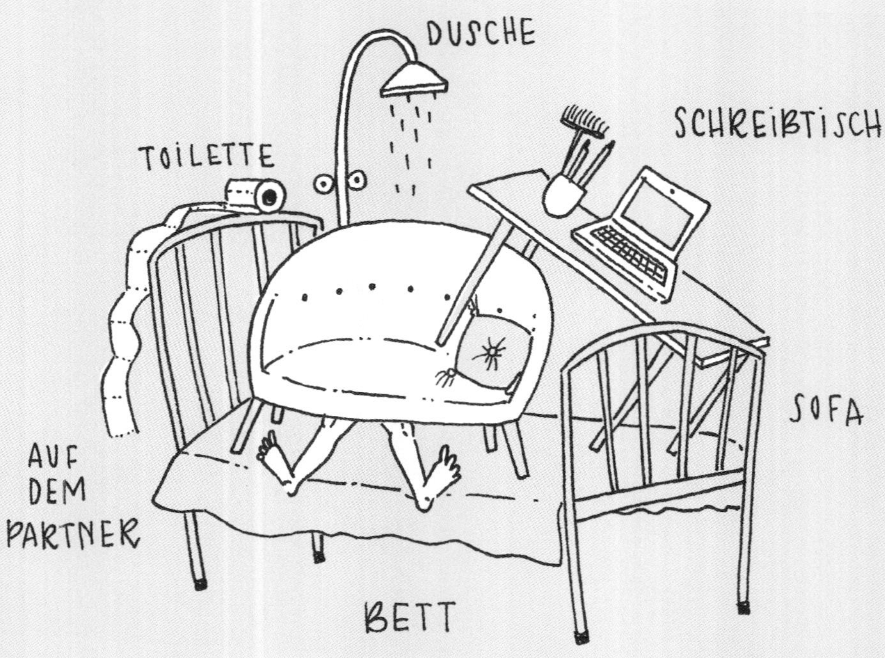

Was ist dein Anlass bei der Selbstbefriedigung?

—

„Als ***Stressabbau,*** zum Einschlafen, bei Menstruationsschmerzen und oft natürlich einfach, weil ich Lust habe."

—

„Wie könnte der Tag besser starten als mit einem gemütlichen Orgasmus?! Danach bin ich entspannt, ***gut gelaunt und wach.***"

—

„Je nachdem. Diese ausgiebigen Stunden mit mir entspringen einfach der Lust an Sex und Körperlichkeit. Aber manchmal ist es auch die kurze ***Entspannung*** zwischendurch. Da bin ich dann auch viel zielstrebiger."

—

„Unterschiedlich. Auch aus ***Langeweile.***"

—

„Vor allem ***vor dem Einschlafen,*** aber auch manchmal zum Wachwerden und zum Entspannen."

—

„Manchmal bekomme ich einfach ***Lust*** darauf!"

Würdest du uns ein wenig davon erzählen, wie du genau vorgehst? Wo fasst du dich wie an?

—

„Startschuss ist das ***Streicheln des Körpers*** – Brüste, Po und dann relativ schnell ab zur Vulva. Dort angekommen geht das Streicheln in eine Art Reibung über – je nach Lust stärker, sanfter, schneller, langsamer – mit viel Druck oder weniger. Während der Reibung ist oft der Kitzler ein klein wenig zwischen den Fingern ‚eingeklemmt' – super stimulierend."

—

„Option A: Ein sehr schneller kleiner Orgasmus, wobei ich auf dem Bauch liege und mit der ganzen Handfläche die Klitoris stimuliere. Option B: Ich liege auf dem Rücken, nutze den kleinen Fingervibrator, um ***die Klitoris von außen zu stimulieren*** und gleichzeitig stimuliere ich mich mit den Fingern in der Vagina."

—

„Wenn ich Zeit habe, dann gönne ich mir ein ***ausgiebiges Spiel mit mir selbst.*** Streiche mir zart über den ganzen Körper, die Brüste, den Po, die Linie zwischen Venushügel und Hals, über die äußeren Schamlippen. Dann mal beherztes Zugreifen, dann wieder zart. Wenn ich merke, dass ich feucht bin, gleiten die ersten Finger noch tiefer. Sie umspielen sanft meine Perle und die inneren Lippen. Werden schneller und bestimmter, je mehr meine Lust steigt. Vielleicht dringen bald zwei Finger in mich ein, massieren meinen G-Punkt. Vielleicht greife ich in meine Spielzeugkiste. Vielleicht beides oder nichts weiter. Doch es bleibt ausgiebig und sinnlich. Immer wieder wandern meine Hände über meinen gesamten Körper. Der Rhythmus meiner Bewegungen steigert sich. Ich räkle mich lustvoll, ziehe meine Lust in die Länge, genieße den ganzen Weg und gebe mir irgendwann mindestens einen intensiven Orgasmus."

„Ich bin da wirklich sehr unkreativ. Ich lege mich auf den Rücken, ziehe die Beine an und lege die Fußflächen aneinander. Dann kommt auch schon der Satisfyer zum Einsatz. Ich lege ihn auf und schalte durch die Geschwindigkeiten. Manchmal hilft es mir zusätzlich, einen oder mehrere Finger in meine Vagina zu schieben, um mich ausgefüllt zu fühlen. Je näher ich dem Orgasmus komme, desto mehr hilft mir ***Stöhnen oder Luftanhalten,*** dazu spanne ich die untere Bauchmuskulatur fest an. Das verstärkt die Intensität meines Orgasmus."

„Ich lege mich bäuchlings auf meine Hände, mit denen ich ***Druck auf meine Vulva*** ausübe. Ich brauche mich weder auszuziehen noch sehr viel anfassen."

„Wenn ich mir Pornos anschaue, liege ich auf der Seite, meine Hand auf meinem Hügel, aber über dem Kleidungsstück, die Beine zusammengepresst, vor mir mein Smartphone. Ich schaue mir die Szenen an, wechsle oft, weil mir irgendwas nicht passt, und wenn es sich nicht mehr aushalten lässt, dann mache ich das Smartphone aus. Dann drehe ich mich auf den Bauch, nehme ein Stück Decke und presse es mit viel Druck gegen meinen Intimbereich. Außerdem reibe ich auch rhythmisch und lasse mir die ***erotischen Szenen durch den Kopf gehen.*** Das dauert meistens unter 2 Minuten."

„Überwiegend benutze ich den Auflegevibrator, also wie der Name schon sagt: andocken und Knöpfe drücken. 2 Minuten später erlebe ich dann auch schon meinen Höhepunkt. Schnell, einfach und immer eine Orgasmusgarantie."

Hast du schonmal Scham empfunden oder ein schlechtes Gewissen deinem Partner oder deiner Partnerin gegenüber bekommen, weil du dich selbst befriedigt hast?

„Nicht meinem Partner gegenüber. Aber ***mir selbst gegenüber.*** Warum weiß ich aber nicht ...“

„Mein Expartner mochte es nicht, wenn ich mich selbst befriedige, weil es ihn in seiner Männlichkeit gekränkt hat. Da habe ich mich manchmal zwar schlecht gefühlt, aber ***geschämt habe ich mich nie.*** Tatsächlich habe ich mich als Teenie eher geschämt, dass ich es eben nicht gemacht habe, dass ich keine Lust hatte und mich das ganze Thema so überhaupt nicht gereizt hat.“

„Ja, eigentlich ist das fast immer ein bisschen ***schambehaftet.***“

„Ich habe ganz ***lange geheim gehalten,*** dass ich es mir in Bauchlage mache – und anders weniger gut zum Höhepunkt kommen kann. Aber als ich es meinem Partner erzählt habe, war ihm das so egal, dass ich damit auch entspannter umgehen konnte.“

„Nein, noch nie. ***Jeder macht es.***“

„Ja, früher habe ich mich dafür geschämt. Aber vor allem deswegen, weil ich selbst nicht verstanden habe, wieso ich das mache und ob es etwas Unanständiges ist. Aber seitdem ich ca. 20 Jahre alt bin, ***empfinde ich es als natürlich.***“

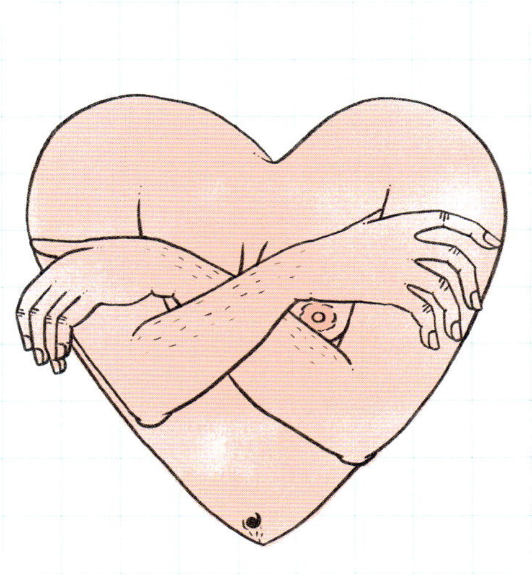

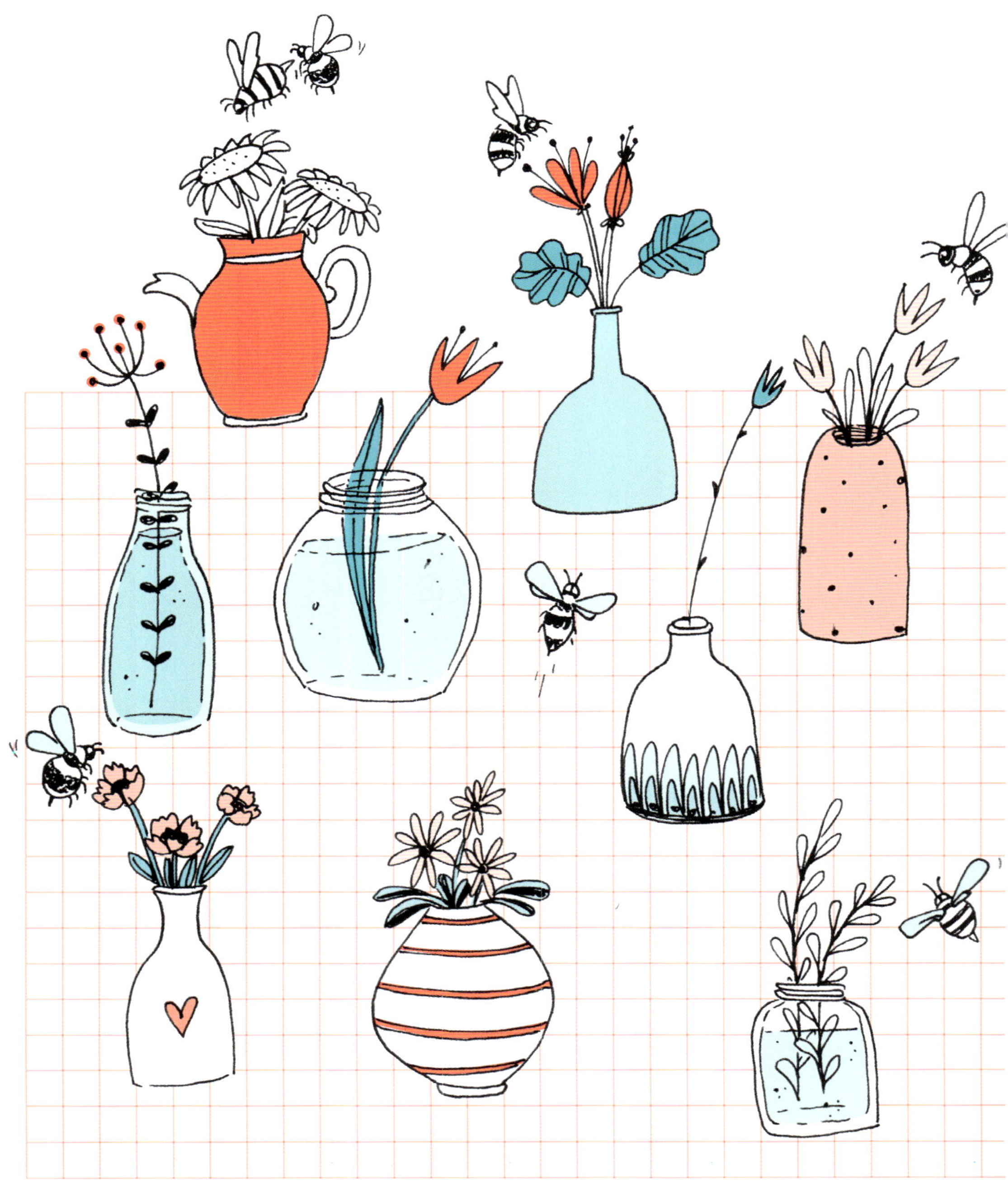

Kapitel Neun

V wie Verkehr

V WIE VERKEHR

Lass mal über Sex reden

Das Konstrukt der „perfekten Frau“, die (ganz salopp formuliert) alle wie auch immer gewünschten Körper-Normen erfüllt, leise und lächelnd hinter dem Herd steht und nur Anspruch auf hübsche Kleidung erhebt, ist zum Glück aufgebrochen. Ein anderes Relikt hält sich jedoch hartnäckiger: Viele Frauen werden es nicht los, gefallen zu wollen – das „brave Mädchen“ hinter sich zu lassen, fällt an vielen Stellen schwer. Für ein zwangloses und befreites Sexualleben ist es jedoch absolut nötig, dass Frauen sich von diesen Gedanken lösen.

ICH HABE HEUTE LEIDER KEINEN ORGASMUS FÜR DICH

Die Sorge um das Wohl anderer treibt viele Frauen an. Diese vornehme Zurückhaltung infiltriert zuweilen auch das Sexualleben vieler Frauen und hält sie davon ab, zu bekommen, was sie wirklich wollen und (nur) das zu tun, was sie wirklich möchten. Der Höhepunkt des Partners nimmt so häufig eine übergeordnete Rolle beim Sex ein. Der Aufgabe, die Erwartungen des Gegenübers zu erfüllen, kommen Frauen zu gerne und zu häufig ohne Rücksicht auf das eigene Verlangen nach. Weiblicher Orgasmus? Fehlanzeige. Anerzogene Verpflichtungsgefühle, der Druck zu gefallen und die Angst vor Verurteilungen („du bist aber keine perfekte Liebhaberin“) hindern Frauen vor dem genussvollen Ausleben der eigenen Sexualität und dem Erleben toller Orgasmen. Das Problem ist, dass (so ähnlich hatten wir es ja bereits bei der Vulva), unausgesprochene *Dinge* schnell als nicht-existent bzw. nicht wichtig abgetan werden. Die Frau verlangt nicht ausdrücklich nach einem Orgasmus, sie braucht also auch keinen. Ähnlich wie die Vulva leidet auch der weibliche Orgasmus an vielen Stellen unter sprachlicher und daraus resultierender gesellschaftlicher Nicht-Beachtung.

Den Orgasmus als unbedingtes Ziel jeden körperlichen Zusammenseins zu sehen, baut den Druck beim Sex mehr auf als ab und steht somit einem wirklich befreiten Umgang mit Sexualität im Weg. Sexuell erregendes Streicheln kann auch durchaus schon den Sinn in sich haben, statt als reines Vorspiel aufgefasst zu werden. Alles kann, nichts muss. Doch ich gehe stark davon aus, dass für viele Frauen der Orgasmus eine wichtige Rolle spielt, wenn vielleicht auch unausgesprochen. Doch warum existiert dieser Mythos, dass der Orgasmus für Frauen keine zentrale Rolle beim Sex spielt, überhaupt noch? Weil sie den Mund eben gerne für andere, aber nicht für sich selbst aufmachen. Es liegt daran, dass „Nein, ist schon in Ordnung, dass du schon wieder nach vier Sekunden gekommen bist, das macht gar nichts, ich kuschele gerne unbefriedigt mit dir, das ist das, was ich am meisten an meinem Sexleben liebe“ immer noch verbreitet ist. Frauen neigen nach wie vor dazu, ihre eigenen Bedürfnisse herunterzuspielen oder sie erst gar nicht auszudrücken. Diese lustsabotierenden Verhaltensweisen geben Männern und Frauen nach wie vor das Gefühl, dass Sex eine Männerdomäne sei. Aber es wird Zeit, sich von dieser überlieferten Vorstellung zu lösen und sie als das zu sehen, was sie ist: falsch und diskriminierend. Sich das immer wieder zu sagen, ist ein weiterer wichtiger Schritt auf dem Weg zu einer freien weiblichen Sexualität. *„Sex ohne Orgasmus kann ja mal vorkommen, aber Sex mit Orgasmus ist viel schöner und sollte zur Regel werden. Frauen bestimmen mit, wie Männer sich im Bett verhalten. Sie sind nur so lange Opfer in Beziehungen*

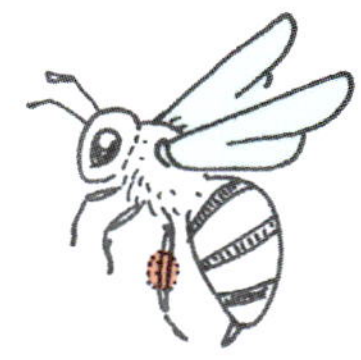

› *Maria Schäfgen, „Kommen Sie doch, wie Sie wollen…“*

zu Männern, wie sie sich dazu entscheiden, Opfer zu sein anstatt sich bei sich selbst anzulehnen." Offene Kommunikation beim Sex ist hier das Zauberwort – sagt, was ihr wollt, und gebt euch nicht mit einer minderwertigen Ausführung zufrieden!

FRIGIDE SCHLAMPE

134 Wie im Kapitel V wie Verrückt bereits beschrieben, war die eigenständige weibliche Lust lange Zeit überhaupt kein Thema. Sex war Männersache und Frauen verspürten Erregung nur durch die Penetration ihres Partners. Allgemein wurde die weibliche erotische Begierde als sehr schwach ausgeprägt oder als gar nicht vorhanden dargestellt – im Gegensatz zum Sexualtrieb des Mannes, der stark und kaum kontrollierbar war. In der Antike war der totale Gegensatz der Fall: Frauen wurden als fleischeslustig, umtriebig und zügellos angesehen, während Männern nachgesagt wurde, ihren Sexualtrieb kontrollieren zu können. Im 17. Jahrhundert wiederum war man der Meinung, dass ein Orgasmus der Frau nötig sei, damit sie schwanger werden konnte, die Hochzeit der Klitoris gewissermaßen.

› *Liv Strömquist, „Der Ursprung der Welt"*

Doch nach der Aufklärung verschwand dieser lustvolle Ansatz restlos. Die Frau wurde als leidenschaftslos betrachtet und man wusste nicht, ob Frauen überhaupt einen Orgasmus bekommen konnten. Doch trotz der Nichtexistenz der eigenen Sexualität liefen Frauen in dieser Zeit schnell Gefahr als Hure bezeichnet zu werden, und sei es durch eine Unschicklichkeit wie zu lautes Reden oder sonstiges „Fehlverhalten". Komisch nur, dass sich die Beleidigung auf etwas bezog, das Frauen gar nicht hatten.

Eine weitere, die weibliche Sexualität herabsetzende Erfindung war der Begriff der „sexuellen Anästhesie“, die sich ein deutscher Arzt namens Otto Adler ausgedacht hatte. Als man endlich begriff, dass Frauen durch die Stimulation der Klitoris zum Orgasmus kommen konnten, war er der Meinung, dass Frauen, die keinen Orgasmus durch die vaginale Penetration eines Penis bekamen, leider an Frigidität bzw. „sexueller Anästhesie“ litten. Einen Höhepunkt durch klitorale Stimulation zu erlangen, war demnach verpönt. Ein großer Freud der Damenwelt blies ein paar Jahre später ins gleiche Rohr (Haha, Blowjob-Witz). Anfang des 20. Jahrhunderts war Sigmund Freud der Auffassung, dass unreife Mädchen Orgasmen durch die Klitoris erlangten, während erwachsene, kultivierte Frauen ausschließlich Vaginalorgasmen zu bekommen hätten. Klitorisstimulanzen schienen ihm unangemessen – der vaginal penetrierende Geschlechtsverkehr die einzig gesunde Form der sexuellen Aktivität für Frauen. Wie Adler vertrat auch Freud die Ansicht, dass Frauen frigide waren, die durch vaginale Penetration zum Orgasmus kamen. Schlimmer noch – Freud betrachtete Frigidität als eine Krankheit, die psychologischer Hilfe bedurfte und nur zu überwinden war, indem die Frau es schaffte, ihren „Penisneid“ abzulegen. Dieser von Freud frei erfundene und nicht wissenschaftlich belegte Begriff des „Penisneids“ war für ihn Ursprung allen Übels, der Frauen davon abhielt, sich „weiterzuentwickeln“ und vaginale Orgasmen zu bekommen. Das hatte zur Folge, dass Generationen verunsicherter Frauen in dem Glauben aufwuchsen, gestört, unreif und unvollständig zu sein, wenn sie „nur“ klitorale Orgasmen hatten. *„Die Theorie vom unreifen Orgasmus spukt zum Teil heute noch in den Köpfen von Männern herum und hat vielen Frauen die Lust am Sex vermasselt. Viele Frauen, die ‚nur‘ durch eine*

!
Die Klitoris als Kern der weiblichen Lust geriet völlig in Vergessenheit und verschwand sogar aus anatomischen Nachschlagewerken.

!
Eine Trennung von hemmenden Altlasten ist notwendig, damit Frauen sich sexuell befreien können.

> Maria Schäfgen, „Kommen Sie doch, wie Sie wollen..."

Stimulation des Klitoriskopfes einen Orgasmus erleben, glauben immer noch, dass ihr Orgasmus weniger wertvoll und richtig als der mysteriöse vaginale Orgasmus ist."

DER MACHT DOCH NUR SPASS

Um eine Sexualpartnerin oder einen Sexualpartner zu finden, wird stolziert, aufgebauscht, geröhrt und gebalzt. Nicht nur im Tierreich – auch beim Menschen. Kleidung, Haut, Haare – es wird das Beste aus sich herausgeholt, um Eindruck beim Geschlecht der Wahl zu schinden. Funfact: Der Mensch ist dabei die einzige Tierart, die sich für den Sex, auf den das Ganze hinauslaufen soll, im Endeffekt schämt und es (meistens) im Geheimen macht. Der Rest treibt es an Ort und Stelle, sobald sich Partner oder Partnerin gefunden hat, egal wer dabei zusieht. Daher rührt, dass das Thema Sex für den Menschen schon immer mit gewissen Unsicherheiten verbunden ist. Was oder wie treiben es die anderen? Was ist normal? Und bin ich gut genug?

Wie bereits angeführt, wollen Frauen gefallen. Sie sind zu vielem bereit, um sich und ihren Körper möglichst begehrenswert erscheinen zu lassen. Beim Sex beispielsweise nehmen es viele Frauen in Kauf, sich und ihre Bedürfnisse hintanzustellen, um ihrem Partner zu gefallen und ihn zu befriedigen. Und scheuen dabei nicht, auch Dinge zu tun, die sie im Grunde gar nicht machen möchten – frei nach dem Motto „Zufriedener Mann, zufriedene Frau" und „Sei doch nicht so eine Spaßbremse".

Gesellschaftlich gesehen ist Sex für Frauen nach wie vor ein sehr ambivalentes Unterfangen, vor allem wenn sie sich nicht in einer Partnerschaft befinden. Entscheidet sich eine Frau, eine sexuelle

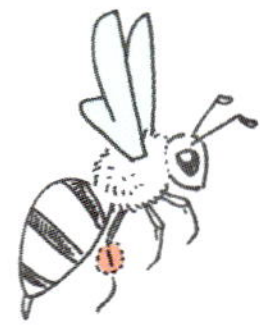

„Es gibt tatsächlich Männer, die meinen, es sei okay bei einer normalen Begrüßungsumarmung die Hand auf meinen Po zu legen. Ich meine, mal ehrlich: ich fasse Männern doch auch nicht bei der Begrüßung in den Schritt oder auf deren Po? Das Schlimme ist, dass ich nicht weiß, wie ich da reagieren soll. Ich habe beim ersten Mal, als das vorkam, gedacht: „Naja, du bist hier unter vielen Menschen und kannst jetzt keine Szene machen. Vielleicht hast du dir das auch eingebildet?" Hallo? Geht es noch? Ich habe ernsthaft über die Konsequenzen nachgedacht und mich nicht getraut, was zu sagen. Sowas darf nicht wieder passieren."

— L, 29

Handlung, aus welchen Gründen auch immer, nicht einzugehen, wird sie schnell als prüde Jungfrau abgetan. „Lass dich doch mal gehen, hab Spaß!" Ebenfalls nicht spaßig ist der Umgang mit sexueller Belästigung. Merkt eine Frau an, dass sie etwaige Bemerkungen für unangebracht hält, oder lässt sie einen Mann nach einem schlechten Anmachspruch abblitzen, folgen Kommentare nach dem Motto: „Verstehst du denn keinen Spaß? Sei halt nicht so empfindlich, bist du frigide oder was?" Das führt im schlimmsten Fall zu Verunsicherung und Scham aufseiten der Frauen, die sich völlig zurecht gewehrt haben. Die Alternative würde bedeuten, das nächste Mal einfach nichts zu sagen und es über sich ergehen zu lassen, um sich eine erneute Bloßstellung zu ersparen. Lebt eine Frau ihre sexuellen Gelüste frei nach ihren Vorstellungen aus, verwandelt sie sich schneller, als sie Sex sagen kann, in eine Schlampe. Gibt es vielleicht eine Zahl, an der sich Frauen orientieren können? Wie viele Sexpartner*innen sind denn in Ordnung, um weder als frigide noch als Hure abgestempelt zu werden? 3? 11? 147? Dass eine Zahl das Sexualleben bewerten soll, ist doch absoluter Schwachsinn. Es reicht mir schon, dass eine 5 aller Welt zeigt, wie schlecht ich in Physik bin. Scheiß doch drauf, jede soll machen, wie und wie oft sie es mag.

Kleiner Exkurs: Blowjob

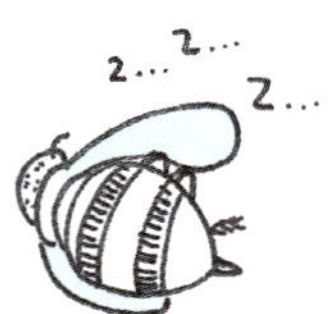

Für viele Frauen wie Männer ist Oralsex etwas, was zu ihrem Sexualleben dazugehört. Manche tun es sehr gerne, manche machen es vielleicht eher aus der Motivation heraus, Partner oder Partnerin etwas Gutes tun zu wollen.

Ein Blowjob ist eine moderne Selbstverständlichkeit und – heterosexuell gesehen – Frauensache. Peggy Orenstein beschreibt in ihrem Buch „Girls

& Sex", dass Mädchen bereits in jungen Jahren (und in den meisten Fällen vor ihrem ersten penetrativen Sex) diese Sexualpraktik als völlig normal ansehen und als einen Weg, um Konflikte mit ihrem Gegenüber zu vermeiden und den Frieden in der Beziehung zu wahren. Mehr noch: Orenstein beschreibt, *„dass Mädchen zu Fellatio ein ähnliches Verhältnis hatten wie zu Hausaufgaben: Es war etwas, das erledigt werden musste, das man beherrschen musste und wofür man (vielleicht sogar öffentlich) beurteilt wurde."* Die Zufriedenheit des Partners und ein gesicherter sozialer Status durch befriedigende Mundarbeit scheinen dabei das Hauptanliegen der Mädchen zu sein: Die eigenen Gefühle und Lüste zu unterdrücken wird dafür schon in jungen Jahren trainiert. Jungs wiederum fordern diese „Arbeit" regelrecht ein und sehen es, aus welchen Gründen auch immer, als ihr Recht, oral befriedigt zu werden. Warum finden Mädchen diese egoistische Haltung nicht mehr als empörend? Auf die Frage, ob die Mädchen auch oder überhaupt in den Genuss von Oralsex kommen, wird in den allermeisten Fällen von beiden Seiten verblüfft mit „Nein" oder „Nein, das ist ja eklig" geantwortet. Der Ekelfaktor vor dem eigenen Geschlechtsteil ist eine traurige Wahrheit. Solange Mädchen und Frauen sich nicht mit ihrer Vulva anfreunden und zu ihr stehen, hat sie wenig Chancen auf weitere externe Freund- und Liebschaften. Dass es Männern unangenehm ist, Oralsex bei Frauen zu praktizieren, ist eine Sache: Da bleibt zu fragen, ob sie es tatsächlich „eklig" finden und wenn ja, warum – ob sie einfach nur keine Lust oder aber keinen Plan haben, wie es geht? Dass Frauen es unangenehm finden, oral befriedigt zu werden, ist eine ganz andere Sache: Dahinter verbirgt sich wohl die Scham für das eigene Geschlechtsteil und die Unwissenheit darüber, wie es aussieht, wie es riecht und dass die Vulva okay ist, so wie sie ist. Nur eine akzeptierte Vulva ist eine befriedigte Vulva.

›
Peggy Orenstein, „Girls & Sex"

x
Fellatio = Blowjob

DIE GEILE FEE

› menshealth.de, „Diese Dinge wollen Frauen wirklich im Bett"

Frauen neigen nach wie vor dazu, den passiven Part beim Sex zu spielen und dem Mann gegenüber eine Art Verpflichtung zu verspüren. Es ist der Mann, der eindringt, es ist die Frau, die runterschluckt. Der Orgasmus des Mannes ist das Ziel, auf das hingearbeitet wird und der Sex ist vorbei, wenn der Mann gekommen ist. „*Natürlich ist ein Orgasmus beim Sex für eine Frau genauso schön wie für einen Mann. Aber es gibt Tage, an denen das mit dem Orgasmus einfach nicht gelingen will. Und je mehr Frau sich dabei unter Druck setzt, desto geringer ist die Wahrscheinlichkeit, dass sie ihn erlebt. Für die meisten Frauen ist diese Tatsache normal. Heißt: Es ist für sie kein Drama, dass sie nicht bei jedem Sex den Höhepunkt erreichen – vorausgesetzt das Liebesspiel war erfüllend.*" Ja ne, ist klar. Unsere Schuld, dass es der Partner im Bett nicht bringt. Aber *kein Drama*, so lange wir genügend gestreichelt wurden und der Mann, der offensichtlich nie Probleme mit dem Kommen hat, seinen Höhepunkt genießen konnte. Kein Orgasmus ist eine Tatsache, die eine Frau eben hinnimmt. Auch brauchen Frauen allgemein zu lange, bis sie ihren Höhepunkt erreicht haben. Während das blaue Flugzeug nach einem schnellen Start bereits wieder in den Sinkflug geht, steht das rosafarbene noch auf der Rollbahn. Feucht zu werden und dann auch noch einen Orgasmus zu erleben dauert bei diesen zarten Wesen namens Frauen einfach zu lange, die müssen sich erst durch ein stundenlanges Vorspiel gefühlsmäßig auf Sex einstimmen. Natürlich ist es wichtig, dass die Vagina für penetrativen Sex ausreichend feucht ist – andernfalls ist der Sex für eine Frau mit Schmerzen verbunden. Erregung spielt somit selbstverständlich eine wichtige Rolle. Doch die Aufteilung in zwei Lager, wonach Jungs bzw. Männer viel schneller sexuell erregt sind bzw. ihren Höhepunkt

„Tatsächlich kenne ich viele Freundinnen, bei denen es selbstverständlich ist, dass, wenn der Partner gekommen ist, der Sex beendet ist. Ich verstehe es nicht, wie das in einer Beziehung normal sein kann, dass der Höhepunkt der Partnerin nicht die gleiche Wichtigkeit wie die des Partners hat."

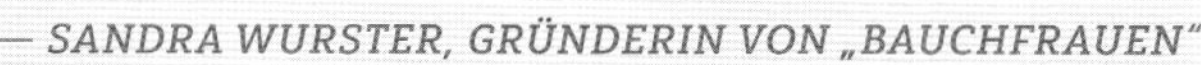

— SANDRA WURSTER, GRÜNDERIN VON „BAUCHFRAUEN"

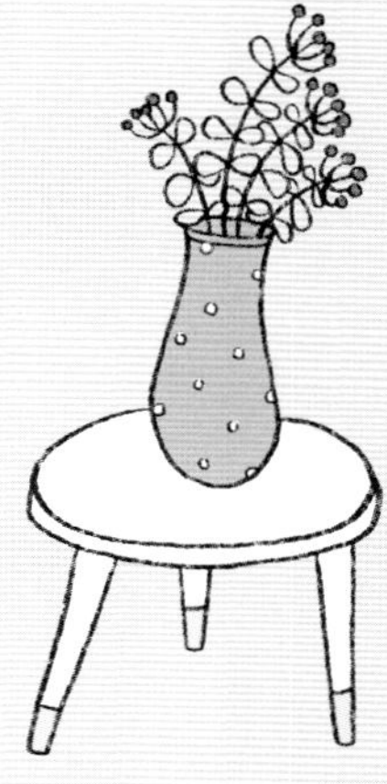

erreichen, während Mädchen bzw. Frauen für beides viel mehr Zeit brauchen, stimmt so einfach nicht.

Bei der Selbstbefriedigung brauchen Frauen im Durchschnitt nur 4 Minuten bis zum Orgasmus, wo liegt also das Problem? Warum werden der weibliche und der männliche Orgasmus als so völlig unterschiedlich dargestellt? Weil ein „langsam zu erreichender Orgasmus" so gut in die Schublade „Frauen sind kompliziert" passt und Männer, was Sex und alles andere betrifft, total einfach gestrickt sind und eigentlich schon durch die Reibung ihrer Boxershorts ejakulieren müssen? Und wieso ist (nur) der Orgasmus des Mannes eine Selbstverständlichkeit, während der weibliche maximal eine Option darstellt? Sogar ein Coitus interruptus schlägt sich ausschließlich auf den Penis nieder.

x
Coitus interruptus: Der Vaginalsex wird unterbrochen, bevor der Mann zum Orgasmus kommt

Außerdem – was soll eigentlich dieser seicht-süßliche und klischeehafte Hinweis in diversen (Männer-) Magazinen und entsprechenden Online-Foren darauf, dass diese nach Komplimenten und Zärtlichkeiten trachtenden Wesen namens Frauen viel Hingabe in Form eines ausgedehnten Vorspiels von sagen wir mal mindestens 30 Minuten brauchen, um sich „gefühlsmäßig auf Sex einstimmen" zu können? Klar macht das Vorspiel Spaß und ist zuweilen notwendig, um ausreichend feucht zu werden (einige Frauen werden trotz sexueller Lust nicht feucht), auch ausgiebiges Streicheln und Kuscheln ist schön. Doch nach gängiger Darstellung sieht es so aus, als würde Sex für Frauen nur aus seichtem Vorspiel bestehen. Der Rest ist Männersache (und wenn es eine Frau dann doch mal etwas härter mag, wird sie zur Hure). Als ob man es mit einem zerbrechlichen Feenwesen zu tun hätte. Klar flippen dann alle aus, wenn sich dieses passive, gefühlsduselige Geschöpf plötzlich nimmt, was sie will, und nicht mehr darauf

Wie fühlt es sich an, wenn du einen Orgasmus hast? Wo fühlst du was?

„Ich spüre meinen Orgasmus langsam in den Vulvalippen aufkommen. Erst beginnen sich diese immer voller anzufühlen, bis dieses Völlegefühl sich immer weiter nach innen ausbreitet. Der Druck wird immer stärker, die Anspannung stärker und alles löst sich schließlich in einem ***„Knall“***, der sich anfühlt wie eine Explosion oder Implosion.“

„Es fängt langsam an – wie bei einer ***Achterbahn*** kurz vor dem höchsten Punkt der Steigung. Der restliche Körper spannt sich zunehmend an, es wird wärmer um die Vulva, die Bewegungen werden schneller und intensiver. Ein leichtes Pulsieren tritt auf und wird in Sekunden super intensiv – der Höhepunkt – das Pulsieren verteilt sich im ganzen Körper, dann schwächt es wieder ab, die Hitze im Genitalbereich sinkt und die glückliche Klitoris zieht sich in Ruhe zurück und braucht erst mal eine Berührungspause.“

„Das variiert ein wenig. Was alle Orgasmen gemeinsam haben, ist, dass in dem Moment nichts anderes Platz hat. Da gibt es keine Gedanken. Nur Spüren. Alle aufgebaute ***Spannung*** entlädt sich über den ganzen Körper. Durch vaginale Stimulation kann dieses Schweben bei mir länger andauern und immer wieder kleinere Spitzen haben, in denen die Empfindungen besonders intensiv sind. Im Gegensatz zur klitoralen Stimulation hab ich hier bisher auch noch kein Maximum festgestellt, nachdem die Spannung komplett abfällt. Wenn Toy oder Partner passen, lässt sich das also beliebig in die Länge ziehen.“

„Am meisten spüre ich es an der ganzen Klitoris, sowohl innen als auch außen. Aber im ganzen Körper entfaltet sich dabei ein ***schönes Gefühl.***“

„Unterschiedlich. Die Intensität steigt, je länger ich mich ‚heiß‘ gemacht habe. Beim Geschlechtsverkehr ist er meistens länger und wirkt ***belebend.*** Bei der Selbstbefriedigung bin ich danach eher etwas schläfrig. Durch Penetration bin ich nur vereinzelt gekommen. Wenn ich einen Orgasmus habe, kribbelt es zwischen Kitzler und Scheideneingang – es bildet sich eine Art Druck. Wenn der sich entlädt, bebt es noch etwas nach und alles ist wohlig warm.“

„Überwiegend bekomme ich klitorale Orgasmen. Dabei fängt es an, dass sich nahezu alle meine Muskeln im Körper anspannen. Gefühlt beginnt der Orgasmus im Kern meines Körpers und es fühlt sich einfach wie ***eine große Welle*** an. Wie wenn man einen Tropfen ins Wasser fallen lässt und die Empfindungen immer größer werden, bis hin zum letztendlichen Orgasmus. Wenn das große Beben dann vorbei ist, pulsiert und zuckt mein ganzer Körper.“

„In der Vagina ist so eine Art ***angenehme Explosion,*** die manchmal bis zu 20 Sekunden dauert.“

wartet, von einem Partner „zärtlich gestreichelt" zu werden, nur um dann doch keinen Orgasmus zu bekommen. Tschüss, gesellschaftlicher Konsens über den Zauber der Erotik. Über solche Aussagen wird Frauen die Passivität und gefühlvolle Zurückhaltung beim Sex doch regelrecht eingeredet.

ORGASMUS UND ANDERE WUNDER

Der Orgasmus ist ein abgefahrenes Phänomen. Eine eindeutige Definition darüber, was er genau ist, gibt es aber nicht. *„Dem traditionellen medizinischen Empfinden nach ist der Orgasmus der flüchtige Höhepunkt eines intensiven sexuellen Genusses, verbunden mit rhythmischen Kontraktionen der Unterleibsmuskulatur."* Einige Frauen beschreiben den Orgasmus als ein warmes, kribbelndes Gefühl, dass sich im Unterleib breit macht und durch den ganzen Körper strahlen kann. Andere wiederum empfinden ihn als eine plötzliche Explosion, die einem Feuerwerk gleich kommt. Jedenfalls merkt man, wenn man einen Orgasmus hatte, so viel ist sicher.

› *Brochmann/Støkken Dahl, „Viva la Vagina"*

Kommt es zu sexueller Erregung, füllen sich die inneren Vulvalippen und die Klitoris mit Blut. Dabei kann die Klitoris bis auf die doppelte Größe anschwellen. Die Vagina wird feucht und dehnt sich ebenfalls aus. Je mehr die Erregung steigt und je näher die Frau dem Höhepunkt kommt, desto schneller schlägt ihr Herz, der Blutdruck steigt und die Atmung wird schneller. Pow, Orgasmus. Die Unterleibsmuskeln ziehen sich zusammen und Muskelkontraktionen breiten sich vom unteren Teil der Vagina durch den ganzen Unterleib aus. Ähnlich, wie wenn ein Stern implodiert – erst zieht sich alles zusammen, wird auf einen Punkt komprimiert und schießt dann mit geballter Wucht

!

Frauen können mehrere Orgasmen hintereinander haben

in alle Richtungen aus. Der weibliche Orgasmus dauert im Schnitt etwa 17 Sekunden. Danach zieht sich das Blut aus den inneren Vulvalippen und der Klitoris wieder zurück. Orgasmen können auf vielfältige Weise und Reizungen erreicht werden. Überall in unserem Körper gibt es erogene Nervenenden, die stimuliert werden können. Hals, Ohren, Füße, Kniebeugen, der Intimbereich natürlich... Es gibt Frauen, die sogar ohne körperliche Stimulation zum Höhepunkt kommen können, beispielsweise über spezielle Atemtechniken oder einfach durch anregende Gedanken.

›

Brochmann/Støkken Dahl, „Viva la Vagina"

Vaginale und klitorale Orgasmen sind – hoffentlich sperrt Freud seine Lauscher jetzt besonders weit auf – im Grunde ein und dasselbe. Die örtliche Stimulation ist jeweils nur eine andere. Von einem „Klitorisorgasmus" spricht man im konventionellen Sinne, wenn der Höhepunkt durch die manuelle Stimulierung des Kitzlers erreicht wird, von einem „vaginalen Orgasmus", wenn die Frau durch Penetration der Vagina zum Höhepunkt kommt. Die Klitoris ist allerdings mehr als der Kitzler – sie ist ein großes Organ und umgibt mit ihren beiden Schenkeln die Harnröhre und die Vagina im Inneren des Körpers. Von einem „Vaginalorgasmus" zu sprechen ist aus diesem Grund sinnvoll, da die Klitoris auch bei vaginaler Penetration involviert ist und durch die Reibung des Penis (oder anderem) bis zum Orgasmus stimuliert werden kann. Jedoch sprechen Frauen von vaginalen und klitoralen Orgasmen in Zusammenhang mit den unterschiedlichen Auswirkungen, die sie auf den Körper haben: Manche Frauen beschreiben die Gefühle, die sich bei einem „vaginal" ausgelösten Orgasmus ausbreiten, als anders und/oder intensiver als die eines „klitoral" ausgelösten.

!

Nur rund ein Drittel aller Frauen können allein durch Vaginalsex zum Höhepunkt kommen – es ist also nichts Ungewöhnliches, bei Penetration keinen Orgasmus zu bekommen.

Ein weiterer sagenumwobener Auslöser weiblicher Orgasmen ist der G-Punkt, benannt nach seinem Entdecker Ernst Gräfenberg. Der deutsche Gynäkologe war es, der 1950 von einer Zone in der vorderen Scheidenwand berichtete, die bei Frauen für ein gesteigertes Lustempfinden sorge. Leider wurden seine Beobachtungen weitgehend ignoriert, bis sich Ende der 1970er Jahre drei amerikanische Sexualforscher*innen dazu entschlossen, den G-Punkt eingehend zu erforschen. Alice Kahn Ladas, Dr. John Perry und Dr. Beverly Whipple entdeckten in der Vagina eine Zone, die auf Druck reagiert, etwa 5 Zentimeter vom Scheideneingang entfernt in der oberen Scheidenwand – G-Punkt oder G-Zone genannt. Diese Zone schwillt bei richtiger Stimulation an und löst bei einigen Frauen Orgasmen aus. Man geht davon aus, dass diese Zone das weibliche Pendant zur männlichen Prostata ist und jede Frau einen G-Punkt besitzt. Jedoch empfindet nicht jede Frau die Stimulation an dieser Stelle als erregend oder orgasmusfördernd. Allerdings widerspricht der Fund der G-Zone der gängigen Vorstellung, dass weibliche Orgasmen ausschließlich über die Klitoris ausgelöst werden können. An diesem Punkt gehen die Meinungen auseinander - einige Forscher*innen (und Frauen im Allgemeinen) sind der Meinung, dass der G-Punkt völlig losgelöst vom Klitoriskomplex durch Stimulation Orgasmen auslösen kann. In diesem Falle wäre dabei tatsächlich von Vaginalorgasmen zu sprechen. Andere nehmen an, dass sich die Nervenenden der Klitoris über die Scheidenwand (Ort des G-Punktes) erstrecken und so mit ihr verflochten sind. Demnach wäre es unmöglich, die Vagina (mit ihrem G-Punkt) zu stimulieren, ohne dabei zugleich die Klitoris zu stimulieren – Vaginalorgasmen wären Klitorisorgasmen nur mit anderem Namen, die alle durch den Klitoriskomplex ausgelöst werden. Welche

› *Maria Schäfgen, „Kommen Sie doch, wie Sie wollen…"*

› *Liv Strömquist, „Der Ursprung der Welt"*

Meinung man auch immer vertritt: Für uns ist klar, dass Frauen über eine beachtliche erogene Zone verfügen, die bei Stimulation zu Orgasmen führen kann.

› Brochmann/Støkken Dahl, „Viva la Vagina"

Einige Frauen sondern beim Orgasmus ein Sekret ab. Diese weibliche Ejakulation, auch Spritzorgasmus genannt, ist bis heute ein Buch mit sieben Siegeln. Bei manchen tröpfelt klare bis milchig weiße Flüssigkeit aus der Harnröhrenöffnung. Woraus dieses Sekret besteht, ist nicht eindeutig geklärt. Manche Wissenschaftler sind der Auffassung, dass das weibliche Ejakulat den Skene-Drüsen zuzuschreiben ist, die sich im vorderen Bereich der Vagina um den unteren Teil der Harnröhre herum befinden. Nicht alle Frauen haben solche Drüsen, was der Grund dafür sein könnte, dass auch nicht alle Frauen beim Orgasmus jenes mystische Sekret ausstoßen. Andere Wissenschaftler vertreten die These, dass diese Flüssigkeit, wenn sie klar und durchsichtig austritt, zu einem Großteil aus Urin besteht und direkt aus der Blase kommt.
Es bleibt also spannend, woher genau das Sekret kommt und aus welchen Flüssigkeiten es sich zusammensetzt. Fakt ist, dass es für einige Frauen einfach zum Orgasmus dazugehört.

Nachgefragt

Viele Frauen sehen sich täglich Verpflichtungen, Druck und Bewertungen ausgesetzt. Das Thema Sex bildet da keine Ausnahme. Frauenkörper verkaufen Limonade, Handyverträge, Eiscreme: und zwar über die symbolische Verknüpfung mit Sex. Diese ständige Präsenz legt nahe, dass es sich dabei um etwas völlig Normales und Alltägliches handelt. Dennoch wird der Sex nur suggeriert. Keiner sieht den

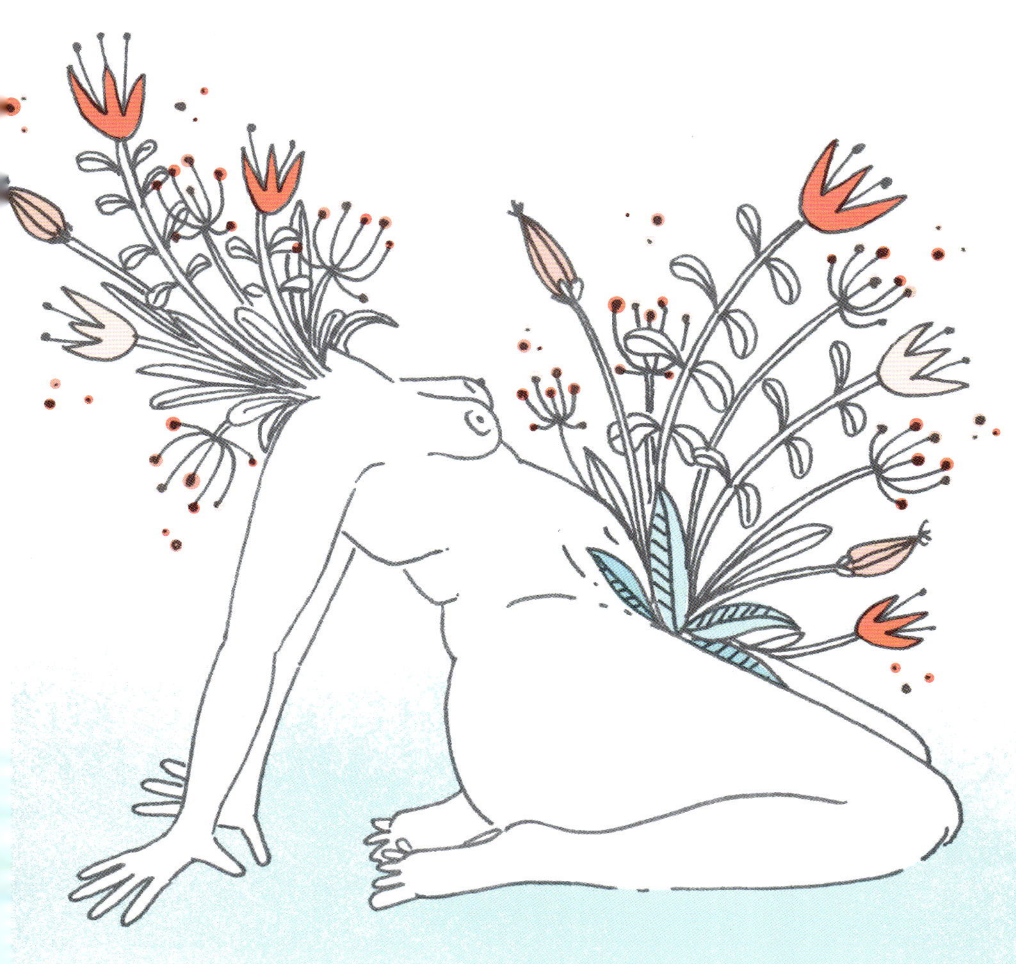

Sex, der auf das Eis am Stiel folgt, keiner weiß, wie er abläuft und ob er gut läuft. Das will uns die scharfe Tussi mit dem phallusartigen Eis im Mund zwar weismachen, aber wirklich sicher sein können wir uns nicht.
Sex ist ein offenes Geheimnis, auch wenn alle es tun. Sex gilt als wichtig, (mal abgesehen von dem Fakt, dass die Menschheit sonst aussterben würde). Doch abgesehen von den Darstellungen in der Pornographie bleibt dabei vieles im Verborgenen und unausgesprochen: Sex ist mindestens genauso peinlich wie präsent. Der große Elefant im Raum.

Sex soll Spaß machen und gehört zum Leben dazu, doch darüber offen zu sprechen und Fragen zu stellen fällt vielen Frauen (und Männern) trotz seiner Natürlichkeit immer noch schwer. Folglich fühlen sich viele Frauen unsicher, wenn es um Bettgeschichten geht. Aus Unsicherheit resultiert Scham, und um dem vorzubeugen, haben wir unsere Mädels auch zu diesem heißen Thema einige Fragen gestellt. Ihre individuellen Meinungen bieten einen ehrlichen und unverformten Einblick in die Natur der „schönsten Nebensache der Welt". Mit guten wie schlechten Erlebnissen.

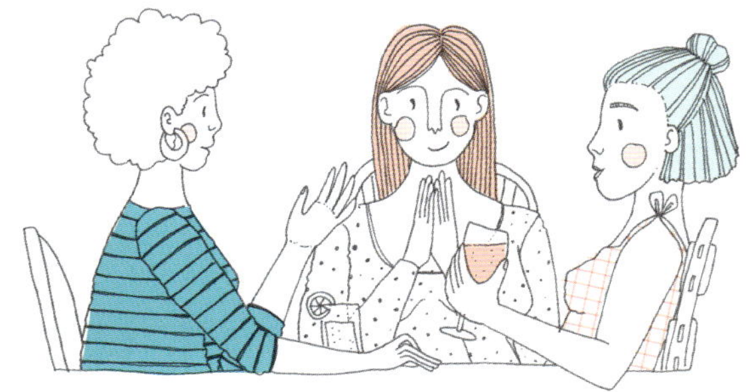

Ab wann sprichst du von Sex?

„Für mich ist Sex jede Art von ***intensiver Beschäftigung mit den Geschlechtsteilen*** eines anderen. Dazu gehört für mich auch Oralverkehr, Fingern oder Handjobs." M, 27

„Ich denke, ich spreche meistens von Penetration, wenn ich über Sex spreche. Es kommt aber bestimmt oft zur ***Vermischung.***" M, 31

„Wahrscheinlich bei allem, was über Knutschen und Fummeln hinausgeht. Also ja, auch bei Oralverkehr oder ***Masturbation.***" F, 29

„Für mich ist ***Oralverkehr*** schon Sex." C, 25

„Ich spreche von Sex, sobald mindestens ein Geschlechtsorgan in ***stimulierende Handlungen*** involviert ist." J, 25

„Meistens ist die ***Penetration*** da das Mittel zur Unterscheidung. Wobei ich mir nach einem maximal Five-Minute-Stand (Vor- und Nachspiel inklusive) auch schon mal gedacht habe: ‚So kurz wie das war, zählt das doch gar nicht'. Ich glaube allerdings, diese Bewertung würde anders ausfallen, wenn das nicht der einzige sexuelle Kontakt gewesen wäre, den der junge Mann und ich je hatten." C, 26

„Das Wort Sex beschreibt für mein Empfinden den ***Akt des Einführens von Penis in Scheide.***" B, 23

Was ist für dich guter Sex?

—

„Guter Sex ist für mich Sex, der die Vorlieben beider Seiten befriedigt und der dabei ***auf Augenhöhe stattfindet.*** Guter Sex ist für mich ausgiebig, sinnlich und ehrlich. Guten Sex habe ich nur mit Männern, mit denen ich ohne Scheu davor, danach oder währenddessen darüber sprechen kann. Und bei Bedarf auch darüber lachen. Er muss nicht besonders verrückt oder ausgeklügelt sein, nur ehrlich. Natürlich sind Experimente spannend, aber auch routinierter Sex kann wunderbar sein." I, 30

—

„Guter Sex ist für mich, wenn mein Partner auf mich eingeht, ***wenn ich mich richtig gehen lassen kann,*** weil ich meinem Gegenüber vertraue. Für mich gehört da auch ein langes Vorspiel dazu. Ich möchte spüren, dass es meinem Partner oder meiner Partnerin um MICH geht und nicht einfach um irgendein ‚*Loch*'. Leidenschaft spielt für mich auch eine große Rolle. Wenn mein Gegenüber Spaß hat und sich wohlfühlt, dann fühle ich mich auch besser und der Sex wird auch gut." M, 27

—

„Das ist unterschiedlich. Es kommt ganz darauf an, welche Bedürfnisse mein Partner und ich haben. Manchmal ist guter Sex super animalisch, manchmal ganz weich. Hauptsache ***alle Parteien sind im Einverständnis*** und genießen es." M, 31

—

„Zu gutem Sex gehört dazu, dass beide Seiten ***auf die Bedürfnisse des anderen eingehen,*** auf die Körpersprache des anderen achten und gegenseitig darauf bedacht sind, dass es dem anderen gefällt. Sex mit einer Person, die nicht mein Partner ist, kann auch gut sein, aber trotzdem lange nicht so gut wie der Sex mit einem festen Partner. Dann ist es ebenso wichtig, dass auf die Bedürfnisse des anderen eingegangen wird und nicht nur der eigene Höhepunkt im Vordergrund steht.“ T, 25

„Intim, emotional & ***frei von Scham.***“ B, 23

„***Alles, wobei ich mich wohl fühle.*** Solange ich ich das Gefühl habe: Ja, das gefällt mir und ich bin 100-prozentig einverstanden mit dem, was wir hier gerade machen. Wenn mal was nicht so super klappt oder die Stimmung komisch ist und man sofort darüber reden kann, fällt das für mich unter guten Sex.“ F, 29

„Wenn beide ***Partner aufeinander achten,*** harmonieren und im Idealfall beide zum Höhepunkt kommen.“ L, 24

„Sinnliches, körperliches und ***intensives Miteinander-Schlafen*** – egal ob romantisch-soft oder rough und dominant.“ Z, 27

„Ein Genießen der anderen Person, des eigenen Körpers, der Einheit, die entsteht. Guter Sex ist für mich, wenn Geben und Nehmen sich die Waage allein deswegen halten, weil ich an der Erregung meines Partners genauso viel Freude habe wie er an meiner. Und ich an meiner. Und er an seiner. Wenn der Moment die Zeit verschwimmen lässt. Wenn ***keiner etwas verstecken muss.***“ C, 26

Was ist für dich schlechter Sex?

—

„Schlechter Sex ist für mich ***egoistisch.*** Es geht nur um die eigene Bedürfnisbefriedigung und zwar auf die eigene präferierte Art, ohne jegliche Rücksicht wie das Gegenüber sich fühlt. Außerdem jeglicher von Pornos inspirierter Sex. Ich habe das Gefühl, dass viele Menschen total unrealistische Erwartungen an den Akt haben und versuchen vieles nachzuahmen – dann geht es nicht mehr um die Person, sondern nur noch um die reine Performance." M, 27

—

„Wenn einer von beiden sich nichts einfallen lässt oder sich nicht fallenlassen kann. Wenn ***aneinander vorbeigewerkelt wird.*** Dabei ist es egal, ob jemand zu grob oder zu lasch ist (auch wenn zu lasch weniger Verletzungsgefahr birgt), wenn man keine Lust hat, sich auf sein Gegenüber einzustimmen, ist man doch mit einer Solo-Runde besser bedient." C, 26

—

„Wenn ich anfange, über die ***Einkaufsliste von morgen*** nachzudenken." L, 24

—

„Schlechter Sex basiert auf Egoismus und der ***Unfähigkeit zu Offenheit und Humor.*** Wenn ich während des Aktes keine Wünsche oder Anmerkungen machen kann, weil mein Partner zu eitel ist oder meine Bedürfnisse schlichtweg ignoriert, um seine Begierde zu stillen, ist das verletzend und frustrierend." J, 25

„Sex, bei dem man ***nicht mit sich selbst im Reinen ist,*** nicht sagen kann, was man möchte, nicht gehört wird, wenn man etwas äußert oder sich nicht auf den Partner einlassen kann." B, 23

Was meinst du damit, dass jemand ›gut im Bett‹ ist?

—

„Gut im Bett ist derjenige, der daran interessiert ist, mein Verlangen zu stillen und der ***Intimität zulassen kann.*** Ich muss mich wohl, sicher und vor allem zu der Person hingezogen fühlen (intellektuell als auch körperlich)." J, 25

—

„Ich weiß nicht, ob ich diesen Ausdruck jemals benutzt habe. Vielleicht würde ich damit sagen wollen, dass jemand besonders kompatibel mit meinen Vorlieben ist und unsere ***Kommunikation außergewöhnlich gut funktioniert.***" M, 31

—

„Das verbinde ich immer mit Hingabe, Feinfühligkeit und dem/der Anderen ***das Gefühl zu geben, begehrt zu werden.*** Dazu gehört oftmals ein wenig (gemeinsame) Routine, aber vor allem eine gute Portion Selbstbewusstsein. Wenn ich das Gefühl habe, dass mein Partner mich begehrt, Lust dabei empfindet, mich zu verwöhnen und wenn er meine Reaktionen versteht, dann kann ich mich fallen lassen und hingeben." I, 30

Würdest du sagen, dass Pornografie dich in deinem Sexleben (negativ/positiv) beeinflusst hat?

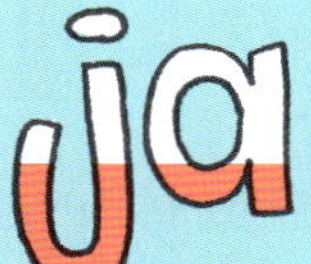

42,9%

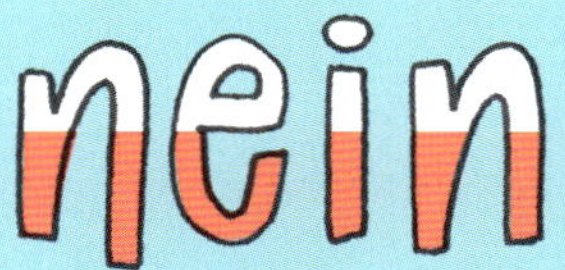

57,1%

Hast du dazu ein konkretes Beispiel?

—

„Negativ hat sie mich direkt beeinflusst, indem sie mir ein ***falsches Bild von der Rolle der Frau beim Sex*** gegeben hat. Indirekt negativ war das Bild, was Teile der Gesellschaft auf die weibliche Geschlechterrolle projektieren." M, 31

—

„Ich hatte zum Beispiel einmal Sex mit einem Mann, der unglaublich ***unauthentisch ein Programm durchgezogen hat – das wirkte wie aus einem schlechten Porno.*** Er rammelte nur so auf mich ein, sagte Dinge wie ‚*Na du dreckige Schlampe, wie gefällt dir das?*', war super verkrampft und schlussendlich sehr verunsichert, dass diese Tour bei mir nicht das erwünschte laute Stöhnen und multiple Orgasmen hervorgerufen hat. Außerdem sind mir viele Männer begegnet, für die Analsex, Unterwürfigkeit, Deepthroating und eine grundsätzlich blitzblank rasierte Vulva zur allgemeinen Erwartung gehören. Auch hier glaub ich, dass die Pornoindustrie einen großen Beitrag zu solchen Vorstellungen beiträgt." I, 30

—

„Ich hatte lange wenig Berührungspunkte mit Pornografie und dann erstmal auch keine besonders guten. Das waren Standardpornos, bei denen man sich einfach denkt: ***Da hat doch grad keiner Spaß, oder?*** Da geht es doch vor allem um Erniedrigung. Inzwischen habe ich aber Sachen für mich entdeckt, die ich super finde und die ich mir gerne anschaue, auch mit meinem Partner zusammen. Das Positive daran ist, dass mein Partner weiß, was ich mag und was nicht. Sachen, die ich nicht mag, aber er, schaut er einfach alleine an und Sachen, bei denen er denkt, dass könnte mir auch gefallen, zeigt er mir. Andersrum mache ich das auch so. Somit fühlt sich auch keiner dazu gedrängt, etwas ‚für die andere Person‘ anzuschauen und geil zu finden.“ E, 29

—

„Pornos haben mich eher weniger beeinflusst – sie sind manchmal ein Mittel zur Lustempfindung. Wobei es immer noch ***an ansprechenden und würdevollen Pornos mangelt.***“ Z, 27

—

„Ich würde sagen, Pornos haben ***Sex für mich ein wenig banalisiert.*** Das hört sich jetzt verheerend an. Das Ding ist aber, dass ich aus einem familiären Umfeld komme, in dem Sex, so wie viele andere sinnliche Genüsse, Tabuthemen sind und eher sündigen Charakter haben. So gesehen war das eher positiv, im Sinne von: ist doch was ganz Normales.“ C, 26

—

„Pornografie hat in meinem Leben ***bisher keine große Rolle*** gespielt.“ T, 25

—

„Während ich masturbiere, stelle ich mir ungern Menschen in meinem Umfeld vor, aber eben gern Szenen aus Filmen. Außerdem konnte ich einen Hang zur Homoerotik feststellen, die mir sonst im Alltag nicht begegnet. Und ich wurde ***zu Sexpraktiken oder Stellungsideen inspiriert,*** die jetzt auf meiner Wunschliste stehen.“ J, 25

Hast du eine „Worst/Weirdest Sex Story“, die du für uns zum Besten geben willst?

—

„Meine Weirdest Sex Story war mit einem Prominenten. Dieser war einzig und allein daran interessiert, selbst zum Abschluss zu kommen. Er ist nicht auf meine Bedürfnisse eingegangen und hatte einen riesigen Penis, was sehr unangenehm war. ***Sobald er gekommen war, ist der Sex vorbei gewesen,*** obwohl ich noch nicht zum Höhepunkt gekommen war.“ T, 25

—

„Ich bin zu später Stunde mit einem Mann nach Hause gegangen. Der Sex war tatsächlich auch gut, aber plötzlich hielt er inne und sagte einfach nur ‚Scheiße!‘. Als ich fragte, was denn passiert sei, kam von ihm nur: ***‚Das Kondom ist weg! Das muss ich in dir verloren haben …*** Ich mein, klar ist mein Schwanz riesig, aber sowas ist mir noch nie passiert!‘ An der Pille danach hat er sich nicht beteiligt. Und auch so habe ich erst mal nichts mehr von ihm gesehen.“ I, 30

—

„Ich hatte einen ***Partner, der mir beim Oralverkehr in die Klitoris gebissen hat*** – vielleicht dachte er, das sei sexy. Spoiler: ist es nicht. Es tut verdammt weh. Derselbe Typ hat beim Blowjob meinen Kopf immer gewaltsam hoch und runter gedrückt, obwohl ich deutlich sagte, dass ich das nicht will. Ich habe dann auch aufgehört. Er sagte mir dann, ich hätte eh nicht genug gewürgt. MIESESTER SEX EVER.“ M, 27

—

„Bei einem One-Night-Stand wurde mir mal befohlen, dass ich ihn auf dem Rücken kratzen solle. So richtig tief und verletzend. Das habe ich gemacht und ***dabei sicher fünf Pickel aufgekratzt.*** Das fand ich sehr unerotisch und das hat meine Libido gekillt.“ J, 25

Wenn du deinem „Sex-Anfänger-Ich“ aus heutiger Sicht etwas mitgeben könntest, was wäre das?

„Wenn ***was weh tut, dann sage es direkt*** und denke nicht, dass das dein Fehler wäre oder dich uncool aussehen lässt.“ J, 28

„Trau dich öfter mal ***„Nein!“*** zu sagen, du musst überhaupt nichts tun, was du nicht möchtest, einfach nur um zu gefallen. Und wenn du den Bauch nicht immer so verkrampft einziehst und dir weniger Gedanken machst, dann kannst du dich auch viel besser fallen lassen. Und manchmal solltest du deinem Gegenüber einfach mal glauben, wenn es dir sagt, dass es dich heiß findet. Du bist es nämlich wirklich!“ J, 30

„Alles richtig gemacht. Warte auf denjenigen, mit dem du dich wohl fühlst. Und: ***Es wird besser!***“ M, 27

„Tu nichts, was du später mal bereuen wirst, auch wenn jemand ein bisschen mehr als Freundschaft braucht.“ M, 31

Sag klar und deutlich, was du gut findest und was nicht. Kommentiere wenn nötig einfach alles mit ‚Ja so‘ oder ‚Nein, ich zeig dir wie‘. Ich fand und finde es nach wie vor unglaublich schwierig, mich selbst immer wieder dazu zu bringen, ***wirklich jedes Detail zu sagen.***“ F, 29

„Du kannst mehr als Geschlechtsverkehr. Probier dich ruhig aus, aber ***definiere dich und dein Selbstwertgefühl nicht über die Anzahl deiner Partner.*** Außerdem solltest du es nicht aushalten müssen, wenn dich während des Aktes Unlust überkommt.“ J, 25

Hast du das Gefühl, dass du Erwartungen anderer erfüllen musst, wenn es um deine Sexualität geht?

—

„Lange habe ich das gedacht, ja. Das hat sich für mich tatsächlich erst sehr spät geändert. Das hat meistens damit angefangen, dass ich grundsätzlich immer, wenn ich wusste, dass ich an dem Tag noch Sex haben würde, eine ganze Weile im Bad verbracht habe. Perfekt rasiert, top gestylt und alles, was ich als weniger ansehnlich empfand, wurde ansehnlich verpackt. ***Beim Sex habe ich dann viele Jahre die devote Rolle eingenommen.*** Klar fand ich das irgendwie spannend und erotisch, aber vieles habe ich getan, weil ich dachte, dass ich damit dem Mann suggeriere, was ich für eine tolle Liebhaberin bin: bedienend, geil und natürlich allzeit bereit.“ I, 30

—

„Ich hatte erst drei Sexualpartner und das ist eigentlich okay für mich. Trotzdem fühle ich mich manchmal verurteilt – so als hätte ich mich mehr ‚ausleben‘ müssen. Ich will einfach Sex nicht mit jedem teilen, heutzutage ***gelte ich damit als prüde,*** im negativsten Sinne.“ M, 27

—

„Ich muss ehrlich sagen, dass ich da ***zum Glück sehr frei denke.*** Ich fühle mich nicht eingeschränkt in meiner Sexualität oder denke nicht, ich muss irgendwie eine Erwartung erfüllen. Als Jugendliche hab ich mir da schon mehr Gedanken darüber gemacht, ob ich ‚gut‘ bin, ob ich demjenigen ‚gefalle‘ und ob derjenige mich mehr mag, wenn ich jetzt Sex mit ihm habe.“ C, 25

—

„Leider total. Ich fürchte, das ist der Fluch des Single-Seins in dieser Zeit. Wer noch nicht den oder die Eine gefunden hat, ***befindet sich***

in ständiger Konkurrenz. Vor allem wegen Phantasien, die durch das Internet oder auch im ach so offenen Gespräch mit Freunden geweckt werden. So ein bisschen nach dem Motto: ‚Wenn die Freundin von X, diese Pornodarstellerin und dieses Mädchen, dem ich auf Instagram folge, alle auf Analsex stehen, dann ist das ja wohl was, das man verlangen kann. Und wer das nicht mag, ist ganz offensichtlich prüde.'" C, 26

—

„Ich finde, man wird in der heutigen Gesellschaft ***so schnell abgestempelt.*** Wenn Frauen ihre Lust ausleben, hört man Wörter wie ‚Schlampe' und ‚Bitch' und das nicht nur von Männern. Aber wenn ich keine Lust habe und Männer zurückweise, sind immer noch so viele Männer verärgert, in ihrem Stolz gekränkt und reagieren herablassend." B, 23

—

„Manchmal schäme ich mich dafür, Komplexe zu haben, weil mir in der Theorie klar ist, dass ich sie nicht haben bräuchte. Trotzdem ziehe ich beim Sex noch den Bauch ein und verzweifle, wenn mein Partner beim Sex nicht kommen kann. Niemals würde ich meinen Oberlippenflaum stehen oder meine Pickel unabgedeckt lassen. Ich mag einfach oftmals ***meiner Umwelt dieses ‚ungepflegte' Äußere nicht zumuten:*** Weiß ich doch, wie sehr sie Achselhaare aufregt." J, 25

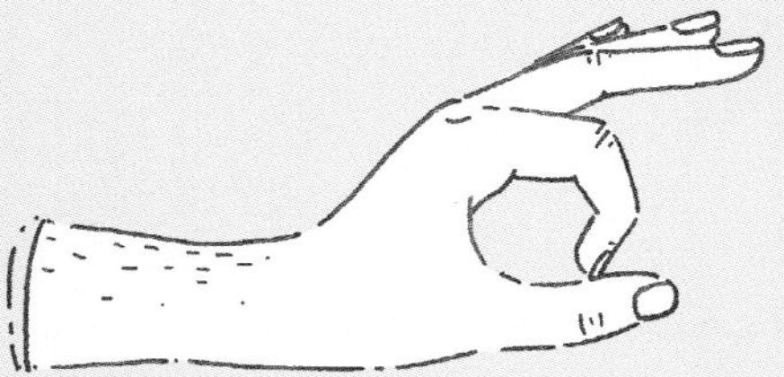

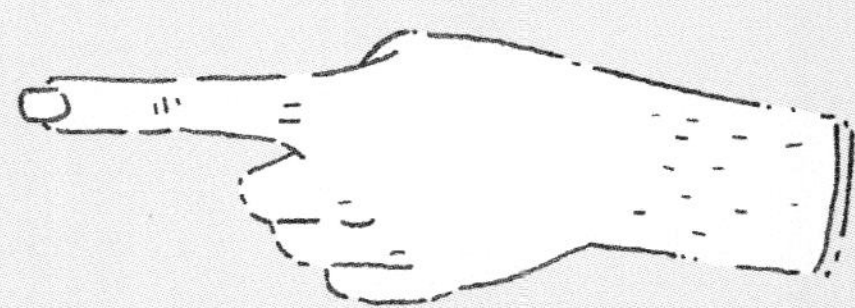

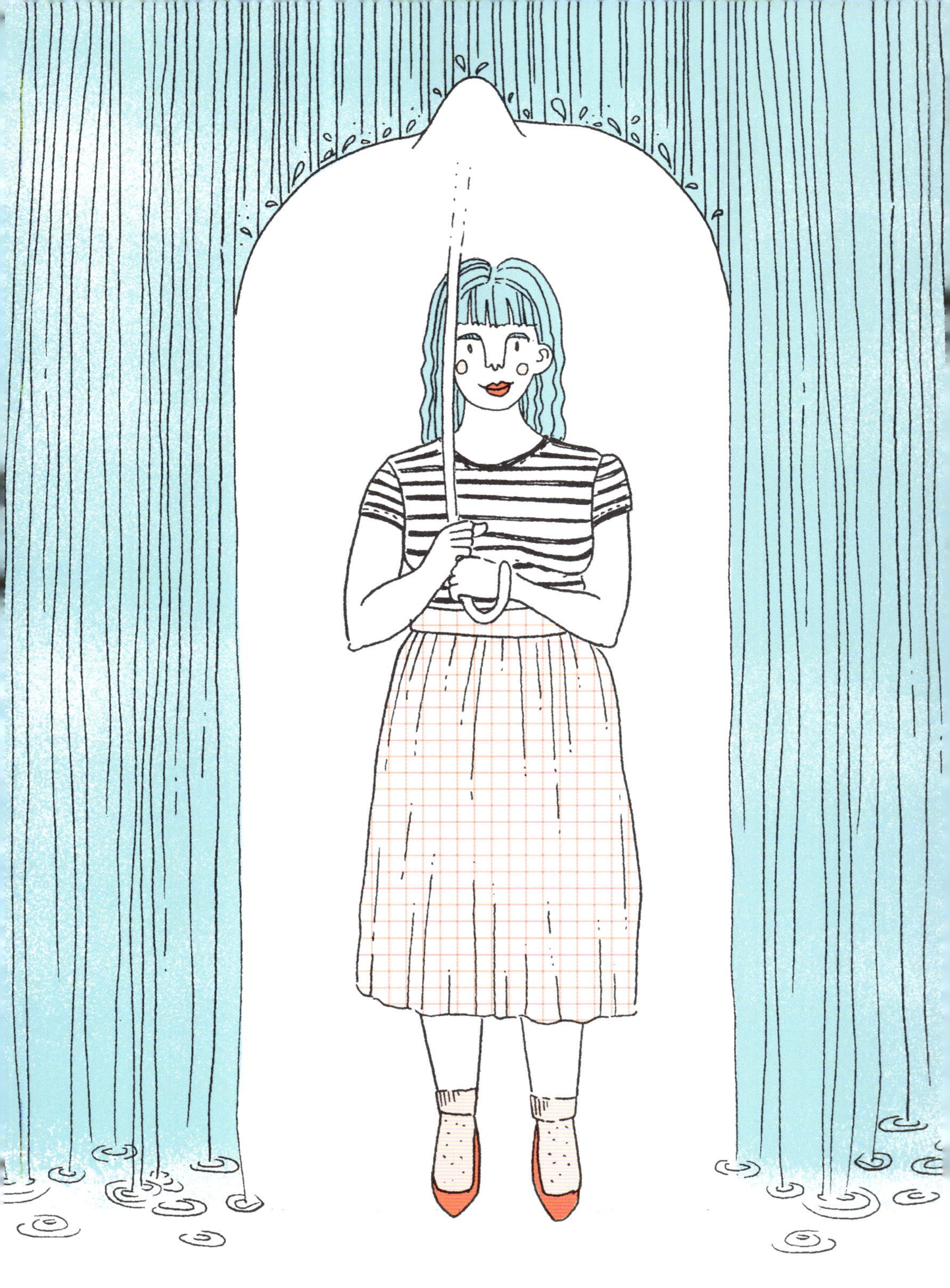

Kapitel Zehn

V wie Verhütung

192 – 225

V WIE VERHÜTUNG

Möglichkeiten für Sex ohne Babies

Wenn eine Frau heterosexuellen, vaginalen Sex hat, kann sie schwanger werden. Das war schon immer so und wird auch so bleiben. Für Sex, ohne danach ungewollt ein Wal-Kostüm tragen zu müssen, greifen Frauen (und Männer) auf diverse hormonelle und nicht hormonelle Verhütungsmethoden zurück – erstere bereits seit Jahrhunderten. Verhütung gibt es also nicht erst seit gestern: Die Verhütungsmethoden haben sich im Laufe der Jahre immer weiter verfeinert, bis sich etwa aus einem Tierhäutchen, das beim Sex über den Penis gezogen wurde, das moderne Kondom entwickelte. Heute gibt es eine Vielzahl an zuverlässigen Methoden. Jede Frau kann etwas finden, das zu ihrem Lebensstil und vor allem ihrer Gesundheit passt.

Ein zuverlässiger Schutz setzt natürlich voraus, dass man das Mittel der Wahl sorgfältig und nach Vorschrift anwendet. Außerdem sollte sich jede Frau im Vorhinein darüber im Klaren sein, welche Arten der Verhütung möglich sind und wie diese wirken, bevor sie sich für eine passende entscheidet oder sich vielleicht nach einer Alternative umsieht (manchmal muss man ein wenig ausprobieren, um zu sehen, mit welchem Mittel man am besten zurechtkommt). Im Folgenden werden die unterschiedlichen Mittel zur Verhütung vorgestellt und ein Überblick über die zur Verfügung stehenden Möglichkeiten gegeben. Auf jeden Fall empfehlen wir, zusätzlich bei Frauenärztin oder Frauenarzt professionellen Rat einzuholen.

HORMONELLE VERHÜTUNG

Hormonpräparate schützen bei korrekter Anwendung sehr zuverlässig vor ungewollten Schwangerschaften. Sie enthalten in sehr niedriger Dosis dieselben Hormone, die auch in den Eierstöcken produziert werden und im Zyklus der Frau eine wichtige Rolle spielen. Gestagen, die synthetische Variante des Hormons Progesteron, ist in allen hormonellen Verhütungsmitteln enthalten. Einige Mittel enthalten zusätzlich das Hormon Östrogen: Diese werden dann im Gegensatz zu den reinen Gestagenpräparaten Kombinationspräparate genannt.

HORMONELLE VERHÜTUNG MIT ÖSTROGEN

Die Pille, der Vaginalring und das Hormonpflaster sind alle Kombinationspräparate (Gestagen plus Östrogen). Mit ihnen lässt sich neben dem Schwangerwerden auch die Blutung kontrollieren. Der große Nachteil dabei ist, dass nicht alle Frauen Östrogen verwenden können, dazu bei den Gestagenpräparaten aber mehr.

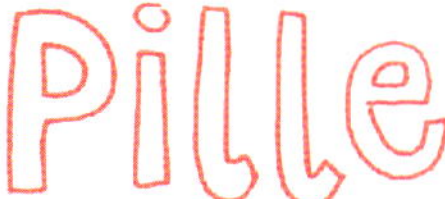

Die Anti-Baby-Pille oder auch nur die Pille genannt ist das meist verwendete Kombinationspräparat. Es gibt sie in vielen verschiedenen Typen und mit unterschiedlichen Eigenschaften. Sie bietet bei korrekter Einnahme einen hohen Schutz vor ungewollten Schwangerschaften und ist recht einfach anzuwenden. Die Einnahme der Pille führt bei vielen Frauen zu einem verbesserten Hautbild, außerdem können starke Blutungen und sehr heftige Regelschmerzen gemildert werden.

Die Pille ist eine echte Hormonbombe. Sie wird, je nach Typ des Präparats, 21 oder 22 Tage täglich zur gleichen Uhrzeit mit Wasser eingenommen (manchmal auch 28 Tage durchgehend, von denen aber 6 oder 7 Dragees keine Hormone enthalten). An den Tagen, an denen keine oder nur die hormonfreien Dragees eingenommen werden, setzt gewöhnlich eine menstruationsähnliche Blutung ein, die auch Abbruchblutung oder Hormonentzugsblutung genannt wird. Der Schutz vor ungewollten Schwangerschaften besteht (immer unter der Voraussetzung der korrekten Einnahme) an allen Tagen, auch an jenen der Blutung. Welches das richtige Präparat ist, sollte individuell in der gynäkologischen Praxis geklärt werden. So kann es durchaus vorkommen, dass Frauen die Pille zwischendurch aufgrund störender Nebenwirkungen (siehe unten) wechseln. Außerdem empfiehlt es sich immer, auch die Anweisungen auf dem Beipackzettel des Präparates durchzulesen.

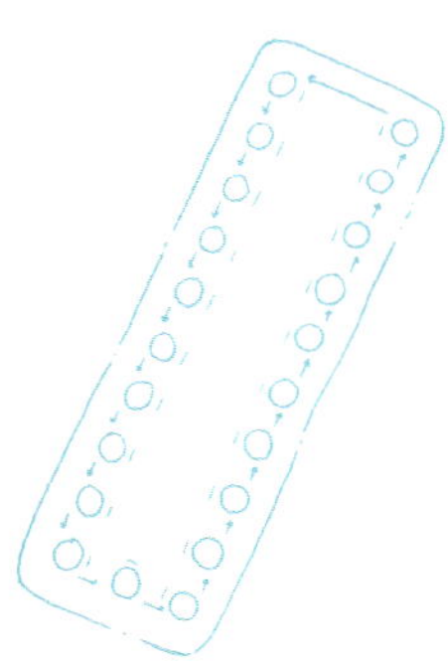

Über die Zufuhr an (künstlichen) Hormonen muss sich jede Frau, die sich für dieses Verhütungsmittel entscheidet, im Klaren sein. Sie verhindern den Eisprung, indem sie die Reifung der Eizellen im Eierstock hemmen. Das bedeutet wiederum, dass der gesamte Zyklus der Frau bei Einnahme der Pille im Grunde nur aus unfruchtbaren Tagen besteht (und ein wenig einer vorgegaukelten Schwangerschaft gleichkommt). So entsteht der ununterbrochene Schutz vor ungewollten Schwangerschaften. Außerdem machen die Hormone der Pille den Schleim im Gebärmutterhals zähflüssiger, damit Samen es deutlich schwerer haben, in die Gebärmutter einzudringen, und haben auch zur Folge, dass die Gebärmutterschleimhaut nicht richtig aufgebaut wird. So kann es sich kein befruchtetes Ei darin gemütlich machen.

Welche Verhütungsmittel verwendest du?

„Die Pille.“

Warum hast du dich für diese Mittel entschieden?

„Ich habe mich für die Pille entschieden, weil es nach wie vor die zuverlässigste Methode zur Verhütung darstellt.“

Bist du damit zufrieden?

„Ja. Es hat etwas gedauert, das richtige Präparat für mich zu finden, aber nun kann ich mich nicht beklagen. Da ich eine Art der Pille einnehme, die meine Menstruation auslässt, habe ich hinsichtlich Schmerzen natürlich keinerlei Probleme mehr. Die Pille ist einfach in ihrer Handhabung und gibt mir wie kein anderes Verhütungsmittel das Gefühl, vor ungewollten Schwangerschaften geschützt zu sein. Dass auch sie ein gewisses, aber sehr geringes Restrisiko birgt, ist mir natürlich bewusst.“

Hast du davor ein anderes Verhütungsmittel verwendet?

„Ja, Kondome. Mit Kondomen als einzigem Verhütungsmittel habe ich schlechte Erfahrungen gemacht. Sie taten manchmal etwas weh, sind geplatzt und ich musste mehrfach die ‚*Pille danach*‘ einnehmen. Da dies wie gesagt öfter vorgekommen ist, habe ich mich für die Pille entschieden.“ J., 28

Welche Verhütungsmittel verwendest du?

„Die Pille."

Warum hast du dich für diese Mittel entschieden?

„Ich habe mich dazu entschieden, weil die Pille zunächst einmal praktisch in der Anwendung ist, ein relativ sicheres Verhütungsmittel darstellt und ich Sex ohne Kondom mit dem festen Partner als angenehmer empfinde."

Bist du damit zufrieden?

„Teils, teils. Sie ist zwar zum einen praktisch, aber auf der anderen Seite gefällt es mir nicht, dass ich meinem Körper durch sie so viele Hormone zufüge. Nach einem Beratungstermin mit meinem Frauenarzt überlege ich deshalb, auf die Spirale umzusteigen."

Hast du davor ein anderes Verhütungsmittel verwendet?

„Ich habe lediglich zusätzlich ein Kondom verwendet, wenn ich mit einem Mann geschlafen habe, der nicht mein Partner war." T, 25

Die Pille ist, was den Schutzfaktor vor ungewollten Schwangerschaften betrifft, eigentlich unschlagbar. Dazu, und ich kann mich nur wiederholen, muss sie allerdings täglich, gegebenenfalls mit Ausnahme der Blutungszeit, mit all ihren Hormonbestandteilen eingenommen werden. Für alle leicht vergesslichen Ladies kann das eine Herausforderung sein. Abhilfe können tägliche Wecker leisten oder die sich vielleicht einstellende Macht der Gewohnheit. Die Pille kann außerdem eine Reihe von Nebenwirkungen hervorrufen, etwa Gewichtszunahme, Übelkeit, Zwischenblutungen, ein Spannen der Brust, Stimmungsschwankungen oder sexuelle Unlust. Das Risiko für Embolien und Thrombosen kann sich ebenfalls erhöhen. Außerdem ist besondere Vorsicht bei Durchfall und Erbrechen geboten: Sollte die Pille frühzeitig aus dem Körper ausgeschieden werden, ist ihr Schutz nicht mehr zuverlässig. Ebenso können Medikamente wie Antibiotika die Wirkung der Pille herabsetzen.

Die Pille bietet keinen Schutz vor sexuell übertragbaren Krankheiten.

Vaginalring

Der Vaginalring besteht aus elastischem, weichem Kunststoff und wird in die Vagina eingeführt. Dort werden die Hormone von der Schleimhaut aufgenommen und in den Blutkreislauf abgegeben. Ähnlich wie bei der Pille verhindern die Hormone des Vaginalrings den Eisprung und verändern ebenfalls die Konsistenz der Schleimhaut im Gebärmutterhals.

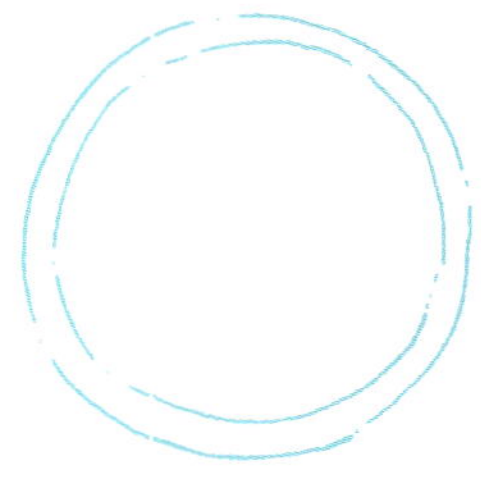

Zum Einführen in die Vagina drückt man den Ring mit den Fingern zusammen und schiebt ihn, ähnlich wie bei einem Tampon, ein gutes Stück hinein. Lässt man ihn los, passt er sich der Innenwand der

Vagina an. Dort bleibt er dann 3 Wochen sitzen und sollte, richtig eingesetzt, nicht zu spüren sein. Danach wird er mit dem Finger wieder herausgenommen. Nach einer einwöchigen Pause, in der im Normalfall eine Blutung kommt, wird ein neuer Ring eingesetzt. Oder man geht nahtlos zum nächsten Ring über, so bleibt eine Blutung aus. Es empfiehlt sich außerdem, hin und wieder mit dem Finger zu ertasten, ob der Ring noch da ist: Es ist durchaus schon mal vorgekommen, dass er herausgefallen im Bett oder der Toilette zu finden war. Das entspricht aber nicht dem Normalfall. Bei Vaginalsex kann es vorkommen, dass der Ring als störend empfunden wird. Dann kann man ihn bedenkenlos für maximal 3 Stunden herausnehmen, ohne dass die Wirkung nachlässt. Danach muss er aber sofort wieder eingesetzt werden.
Anders als bei der Pille muss man mit dem Vaginalring nicht jeden Tag an die Verhütung denken. Außerdem ist der Schutz auch bei Magen-Darm-Erkrankungen gewährleistet, da die Hormone nicht durch Erbrechen und Durchfall aus dem Körper befördert werden. Zu den häufigsten Nebenwirkungen zählen Kopfschmerzen, vermehrter Ausfluss, Scheidenentzündungen, Stimmungsschwankungen, Akne, Bauchschmerzen, Übelkeit, ein Spannen der Brust und schmerzhafte Perioden. Wie bei der Pille ist auch beim Vaginalring die Gefahr einer Thrombose erhöht.
Der Vaginalring bietet keinen Schutz vor sexuell übertragbaren Krankheiten.

Hormonpflaster

Das Hormonpflaster, auch Verhütungspflaster genannt, ist sehr einfach anzuwenden: Es wird wie ein normales Pflaster auf die Haut

geklebt, über die die Hormone in den Blutkreislauf gelangen. Das ist, wie auch beim Vaginalring, für die Leber nicht so belastend wie Präparate, die über den Mund aufgenommen werden (Pille). Die Hormone des Pflasters verhindern den Eisprung und die Einnistung eines Eis, außerdem wird auch die Konsistenz der Schleimhaut im Gebärmutterhals verdickt, um Samen am Eindringen zu hindern.
Das Hormonpflaster wird am 1. Tag der Menstruation auf eine saubere, trockene Stelle am Körper geklebt, zum Beispiel auf den Arm oder auf den Bauch. Dort bleibt es dann für 7 Tage, bis es entfernt und ein neues Pflaster aufgeklebt wird (möglichst nicht auf die gleiche Stelle, aber auf dem gleichen Körperteil). Insgesamt werden dem Körper an 21 aufeinanderfolgenden Tagen Hormone zugeführt, was bedeutet, dass man pro Monat insgesamt 3 Pflaster verwendet. Dann legt man eine Pause von 7 Tagen ein, in der in der Regel eine Blutung erfolgt.

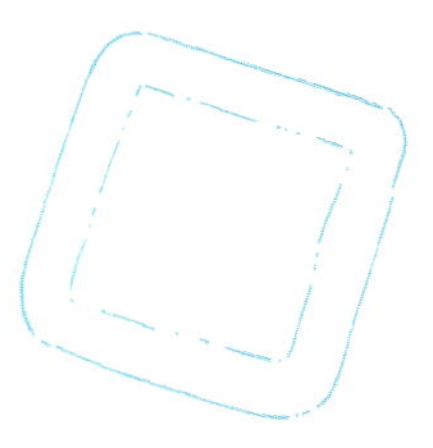

Das Hormonpflaster bietet eine hohe Sicherheit vor ungewollten Schwangerschaften. Außerdem ist der Schutz auch bei Magen-Darm-Erkrankungen gewährleistet, da die Hormone nicht durch Erbrechen und Durchfall aus dem Körper befördert werden. Zu den häufigsten Nebenwirkungen zählen Kopfschmerzen, ein Spannen der Brust, Zwischenblutungen, Hautreaktionen dort, wo das Pflaster aufgeklebt wird und Übelkeit. Außerdem ist auch beim Hormonpflaster das Risiko einer Thrombose erhöht und Mittel wie Antibiotika können die Wirkung des Pflasters herabsetzen.
Das Hormonpflaster bietet keinen Schutz vor sexuell übertragbaren Krankheiten.

HORMONELLE VERHÜTUNG OHNE ÖSTROGEN

Verhütungsmittel ohne Östrogen haben den Vorteil, dass sie von allen Frauen verwendet werden können. Auch von denen, die aus unterschiedlichen Gründen kein Östrogen einnehmen können (zum Beispiel Frauen, die von einem erhöhten Risiko für Thrombose betroffen sind), da es sich um reine Gestagenpräparate handelt. Allerdings handelt es sich auch hier um synthetische, also künstliche Hormone.

Verhütungsstäbchen

Das Verhütungsstäbchen, auch Hormonimplantat genannt, ist ein kleines stäbchenförmiges Stück Kunststoff, das minimalinvasiv am Oberarm unter die Haut gesetzt wird. Dort setzt es kontinuierlich Gestagen frei und sorgt für einen konstant niedrigen Hormonspiegel im Blut. Das Gestagen hemmt den Eisprung und verändert die Schleimhaut im Gebärmutterhals, um die Samen am Eindringen zu hindern.

Das Stäbchen bietet einen hohen Schutz vor ungewollten Schwangerschaften. Einmal unter der Haut, wirkt es sofort. Es kann bei Bedarf allerdings jederzeit wieder entfernt werden, spätestens aber nach 3 Jahren – dann muss das Verhütungsstäbchen durch ein neues ersetzt werden. Vor allem für Frauen, die Probleme mit der regelmäßigen Einnahme der Pille haben, ist das Stäbchen eine gute und sichere Alternative. Allerdings lässt sich die Monatsblutung damit nicht so gut kontrollieren wie mit anderen (Kombinations-)Präparaten. Bei vielen Frauen kommt es zu Blutungsstörungen. Mal kann die Blutung heftiger ausfallen, mal wegbleiben. Außerdem setzen

bestimmte Medikamente die Wirkung des Verhütungsstäbchens herab. Zu den häufigsten Nebenwirkungen gehören Kopfschmerzen, Akne, ein Spannen der Brust sowie Stimmungsschwankungen.
Das Verhütungsstäbchen bietet keinen Schutz vor sexuell übertragbaren Krankheiten.

Hormonspirale

Die Hormonspirale ist ein kleines T-förmiges Stück Kunststoff, das Gestagen enthält. Die Spirale wird von Frauenärztin oder Frauenarzt mit Hilfe eines dünnen, länglichen Röhrchens in die Gebärmutter eingesetzt. Von dort gibt sie eine niedrige Dosis Hormone ab, die die Schleimhaut im Gebärmutterhals verdicken und die Spermien am Eindringen hindern. Außerdem vermindert das Gestagen den Aufbau der Gebärmutterschleimhaut, damit sich dort keine befruchtete Eizelle niederlassen kann. Die Spirale stellt eine sehr sichere Verhütungsmethode dar.
Die Hormonspirale ist je nach Präparat 3 bis 5 Jahre wirksam. Danach wird sie an einem dünnen Kunststofffaden am unteren Ende der Spirale wieder ins Freie befördert und gegebenenfalls durch eine neue ersetzt. Vor dem Einsetzen der Hormonspirale wird die Größe und die Form der Gebärmutter untersucht, um das passende Präparat zu finden. Es gibt die Spirale in verschiedenen Größen und mit unterschiedlich hoher Hormondosis. Je nach Typ der Spirale fallen die monatlichen Blutungen stärker, schwächer oder in einigen Fällen sogar ganz aus, was einige Verbraucherinnen als kleinen Vorteil betrachten.

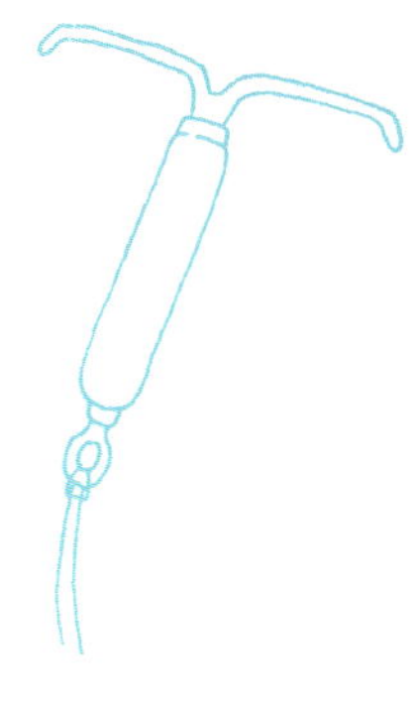

Da die Hormonspirale ein paar Jahre in der Gebärmutter bleibt, entfällt der Stress, täglich, wöchentlich oder monatlich an den Erhalt des Verhütungsschutzes denken zu müssen. Allerdings sollte hin und wieder in der gynäkologischen Praxis untersucht werden, ob die Spirale noch richtig an Ort und Stelle sitzt.

Das Einsetzen der Hormonspirale kann durchaus etwas unangenehm sein und unmittelbar danach können Schmerzen ähnlich der Menstruationsschmerzen auftreten, die allerdings in der Regel nicht lange anhalten. Zu den häufigsten Nebenwirkungen gehören Zwischenblutungen, unregelmäßige und ausbleibende Blutungen, Unterleibsschmerzen, ein Spannen der Brust, Stimmungsschwankungen, Kopfschmerzen, Eierstockzysten, Akne und sexuelle Lustlosigkeit.

Die Hormonspirale bietet keinen Schutz vor sexuell übertragbaren Krankheiten.

minipille

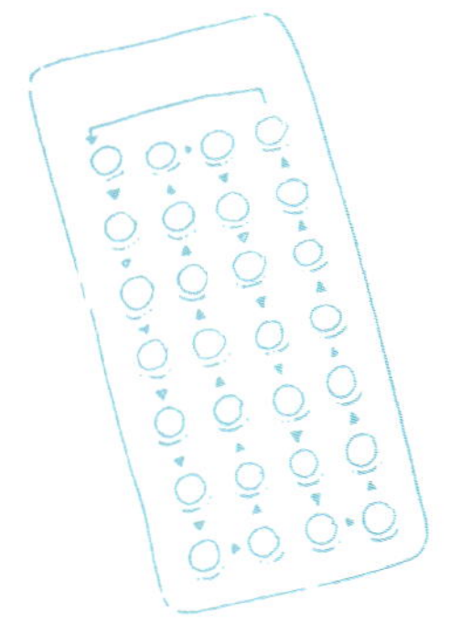

Die Minipille enthält im Gegensatz zur normalen Pille nur Gestagen und verzichtet auf Östrogen. So kann sie auch von Frauen eingenommen werden, die Östrogene nicht vertragen. Gestagen verändert den Schleim im Gebärmutterhals so, dass keine Samen in die Gebärmutter eindringen können und verhindert ebenfalls, dass sich die Gebärmutterschleimhaut aufbaut. So wird es einer befruchteten Eizelle schwer gemacht, sich dort einzunisten. Je nach Präparat wird außerdem der Eisprung gehemmt.

Die Minipille wird täglich eingenommen, ohne einwöchige Pause für eine Blutung. Für Frauen, die regulär an schweren Menstruationsschmerzen leiden, kann dies eine echte Erleichterung sein. Dabei ist es je nach Präparat wichtig, dass die Minipille mit einem maximalen Spielraum von drei Stunden immer zur selben Uhrzeit eingenommen wird: Da sie nur eine geringe Menge an Gestagen enthält, wird der Empfängnisschutz beeinträchtigt, sollte dieses Zeitfenster überschritten werden. Frauen, die sich mit allzu großer Regelmäßigkeit schwertun, ist diese Verhütungsmethode nur eingeschränkt zu empfehlen. Es gibt allerdings auch Präparate, die ein Zeitfenster von etwa 12 Stunden zulassen. Diese enthalten einen etwas anderen Wirkstoff. Zu den häufigsten Nebenwirkungen gehören Kopfschmerzen, Akne, ein Spannen der Brust, Übelkeit, Stimmungsschwankungen und Zwischenblutungen.

Die Minipille bietet keinen Schutz vor sexuell übertragbaren Krankheiten.

Dreimonatsspritze

Die Dreimonatsspritze wird, wie der Name bereits sagt, alle drei Monate während der ersten fünf Tage des Zyklus gespritzt. Sie enthält pro Injektion eine sehr hohe Menge Gestagen – eben so viel, um für 12 Wochen auszureichen. Das Hormon verhindert den Eisprung und verändert die Konsistenz der Schleimhaut im Gebärmutterhals, damit keine Samen in die Gebärmutter gelangen können. Außerdem wird die Gebärmutterschleimhaut durch die Wirkung des Gestagens nur ungenügend aufgebaut, damit sich darin keine befruchtete Eizelle einnisten kann.

Für Frauen, die nicht täglich an Verhütung denken wollen, ist die Dreimonatsspritze gut geeignet. Auch für Frauen, die aus unterschiedlichen Gründen mit anderen Verhütungsmethoden nicht zurecht kommen oder diese nicht vertragen, ist die Spritze eine sichere Alternative. Allerdings kann es durch die geballte, hohe Dosierung

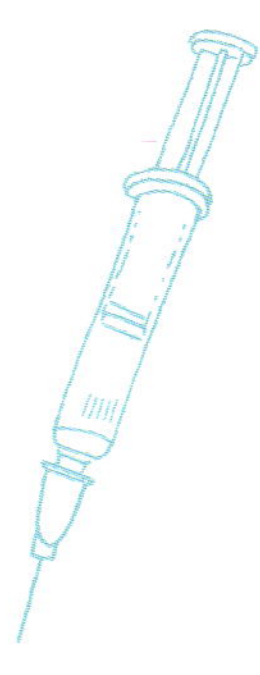

häufig zu Nebenwirkungen kommen, wie Zwischenblutungen oder dem Ausbleiben der Blutung, Flüssigkeitseinlagerungen im Gewebe, Kopfschmerzen, Bauchschmerzen, Nervosität, Akne, Übelkeit oder Gewichtszunahme. Außerdem sollte man bedenken, dass sich dieses Verhütungsmittel nicht von einem auf den anderen Tag absetzen lässt – einmal gespritzt, wirken die Hormone volle 3 Monate, bis sie verbraucht sind.
Die Dreimonatsspritze bietet keinen Schutz vor sexuell übertragbaren Krankheiten.

HORMONFREIE VERHÜTUNG

Viele Frauen entscheiden sich für eine hormonfreie Verhütung, um die vielen Nebenwirkungen der künstlichen Hormonzufuhr zu umgehen. Denn häufig wirken sich diese Hormone mehr oder weniger stark auf Körper und Psyche aus, sodass betroffene Frauen es irgendwann leid sind, diese weiter zu ertragen oder einfach täglich an die Verhütung denken zu müssen. Außerdem berichten viele Frauen, sich ohne Pille & Co. körperlich freier und natürlicher zu fühlen – und durch das aktive Wahrnehmen des eigenen Zyklus wieder mehr Bindung zum eigenen Körper zu verspüren.

Kondom

Das Kondom ist neben der Pille die wohl gängigste Verhütungsmethode. Dabei handelt es sich um einen dünnen, reißfesten Schlauch aus Latex oder latexfreiem Material, der über den erigierten Penis des Mannes gezogen wird. So werden die Spermien daran gehindert, in den Körper bzw. in die Gebärmutter einzudringen.

Welche Verhütungsmittel verwendest du?

„Kondom."

Warum hast du dich dafür entschieden?

„Tatsächlich war das weniger eine Entscheidung als *„das, was übrig bleibt"*. Ich habe jahrelang die Pille genommen, weil mein Frauenarzt sie mir verschrieben hat. Erst mein neuer Arzt hat mich aufgeklärt, dass ich als Migränepatientin die Pille laut WHO gar nicht nehmen sollte. Ich habe sie also abgesetzt, und nachdem ich merkte, wie mein Körper sich nach dem Absetzen positiv veränderte, wurde mir erst bewusst, was ich mir jahrelang unwissentlich angetan habe. Jetzt möchte ich auf keinen Fall weiter Hormone nehmen und greife deshalb aktuell zu Kondomen."

Bist du damit zufrieden?

„Kondome sind mit eigentlich zu unsicher. Ich informiere mich noch über die richtige Alternative für mich."

Hast du davor ein anderes Verhütungsmittel verwendet?

„Die Pille. Nie wieder. Es ist so unfair, dass Frauen ihren Körper über Jahre einer solchen Hormonbehandlung aussetzen und Pillen für Männer wegen selbiger Nebenwirkungen nicht einmal ernsthaft entwickelt werden."

Welche Verhütungsmittel verwendest du?

„Kondom."

Warum hast du dich dafür entschieden?

„Ich wollte keine hormonelle Verhütung mehr. "

Bist du damit zufrieden?

„Kondome sind sicher, besonders bei Geschlechtskrankheiten o. Ä. Allerdings sind sie einfach nicht gefühlsecht, und wenn ich ehrlich bin, ist es schon das, worauf es mir ankommt. Das ist aber das einzige Minus, und ich würde sagen, dass meine Sexualität jetzt vielfältiger ist und ohne so viel Penetration auskommt."

Hast du davor ein anderes Verhütungsmittel verwendet?

„Über 10 Jahre habe ich die Antibabypille genommen: Ich hatte kaum Hautunreinheiten, war immer sicher und konnte mich gut auf meinen Zyklus verlassen. Das hat mir als junges Mädchen viel Sicherheit gegeben, die ich nicht missen mochte. Allerdings hatte ich nie die Möglichkeit, mich und meinen Körper so zu erfahren, wie wir sind: entspannt. Mein Zyklus dauert jetzt länger und ich kann meinen Körper viel besser einschätzen, nehme viel mehr wahr und horche genauer hin. Das ist eine ganz andere Selbstwahrnehmung." J, 25

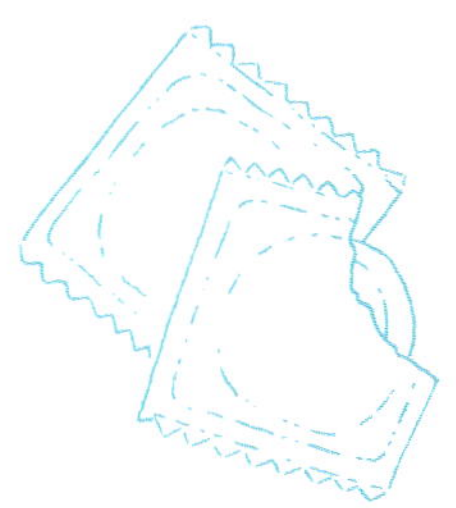

Das Kondom ist das einzige leicht zugängliche Verhütungsmittel (es ist nicht verschreibungspflichtig). Außerdem schützt es als einziges neben ungewollten Schwangerschaften auch vor sexuell übertragbaren Krankheiten wie z. B. Chlamydien, verschiedene Herpesviren, Humanes Papilomvirus (HPV), HIV, Hepatitis, Syphilis oder Gonorrhö – aus diesem Grund wird es gerne mit anderen Verhütungsmitteln kombiniert. Kondome gibt es in verschiedenen Größen, Farben oder Geschmäckern (wenn man darauf steht, im wahrsten Sinne des Wortes beim Sex eine Banane im Mund zu haben – Reinbeißen ist optional). Ein weiterer großer Vorteil ist, dass es ein Verhütungsmittel ist, das nur angewendet werden muss, wenn es zum Sex kommt. Außerdem ruft es keine Nebenwirkungen hervor – bei einer Latexallergie kann man auf latexfreie Produkte zurückgreifen.

Bitte vor Gebrauch immer einen Blick auf das Haltbarkeitsdatum werfen: Denn je älter ein Kondom ist, desto schneller kann es kaputtgehen. Zum Gebrauch wird das Kondom vorsichtig aus der Verpackung geholt. Spitze Fingernägel, Schmuck oder Zähne können es beschädigen. Dann wird das Kondom wie ein Sombrero auf den steifen Penis gesetzt – der Rollrand des Kondoms muss sich außen befinden, so kann es ohne Beschädigung nach unten abgerollt werden. Beim Abrollen wird das Reservoir, also das kleine Hütchen an der Spitze des Kondoms, vorsichtig mit zwei Fingern festgehalten. Dort wird später das Sperma aufgefangen. Sollte sich das Abrollen als schwierig gestalten, ist es entweder falsch herum aufgesetzt worden oder es handelt sich um die falsche Größe. Außerdem ist bei der Verwendung von Gleitmittel darauf zu achten, dass dieses keine Öle oder Fette enthält, die das Kondom porös machen – die Informationen dazu findet man auf der Verpackung oder im Beipackzettel des jeweiligen Produkts. Nach dem Samenerguss sollte der Penis im noch steifen Zustand vorsichtig aus der Vagina gezogen werden. Dabei empfiehlt es sich, das Kondom am Schaft des Penis festzuhalten, damit es auf den letzten (Zenti-)Metern nicht abrutscht und Sperma (in die Vagina) ausläuft. Ein Kondom ist ein Einwegprodukt – bei jedem Geschlechtsakt wird ein neues verwendet. Nach Gebrauch vorsichtig zuknoten und im Hausmüll entsorgen.

Manche Frauen und Männer mögen die Verwendung von Kondomen nicht, da sie den Geruch des Latex und/oder die kurze Unterbrechung beim Sex zum Aufziehen des Kondoms als störend empfinden. Außerdem meinen einige Männer, beim Gebrauch von Kondomen weniger zu spüren als ohne. Außerdem kommt es hin und wieder vor, dass ein Kondom platzt bzw. reißt – was in diesem Fall zu tun ist, steht am Ende des Kapitels. Das Kondom bietet Schutz vor sexuell übertragbaren Krankheiten.

Frauenkondom

Das Frauenkondom, nach seinem Handelsnamen auch „Femidom" genannt, ist wie das herkömmliche Kondom eine Barrieremethode – ein Aufeinandertreffen von Samen- und Eizelle wird verhindert.
Das Frauenkondom besteht aus einer dünnen Kunststoffhülle mit einem geöffneten und einem geschlossenen Ende, an denen sich flexible Kunststoffringe befinden. Wie das herkömmliche Kondom gibt es auch das Femidom in verschiedenen Größen. Vor dem Einsetzen wird das Femidom außen und innen mit Gleitgel bestrichen. Der Ring am geschlossenen Ende wird tief in der Vagina platziert – was sich

für die Frau als relativ schwierig herausstellen kann. So wird der Muttermund bedeckt. Der andere Ring liegt außerhalb der Vulvalippen, damit er nicht hineinrutschen kann. Nach dem Sex wird das Frauenkondom vorsichtig aus der Vagina gezogen, während der vordere Ring gedreht wird, damit kein Sperma auslaufen kann. Auch hier handelt sich sich um ein Einwegprodukt. Eine genaue Anweisung ist auf der Verpackung oder im Beipackzettel des Produkts zu finden.
Das Frauenkondom schützt wie auch das herkömmliche Kondom vor sexuell übertragbaren Krankheiten. Allerdings ist es durch seine etwas „arbeitsintensive“ Anwendung nicht sehr verbreitet, obwohl es die gleichen Vorteile wie ein herkömmliches Kondom mit sich bringt, korrekte Anwendung vorausgesetzt. Zu den Nachteilen gehört, dass es vergleichsweise teuer ist und im Internet oder der Apotheke bestellt werden muss.

Diaphragma

Das Diaphragma ist eine weitere Barrieremethode der Verhütung. Es besteht aus einem weichen Ring mit einer Art Gummihaube. Bei korrektem Gebrauch ist es zusammen mit dem spermiziden Gel recht zuverlässig. Es wird so platziert, dass es den Muttermund komplett bedeckt.

Die Größe des Diaphragmas wird vor dem ersten Einsetzen von Frauenärztin, Frauenarzt oder in einer Beratungsstelle für Familienplanung genau an die Vagina angepasst. Das Diaphragma sollte möglichst groß sein und gleichzeitig beim Tragen nicht stören. Da sich die Vagina beim Sex etwas weitet, ist eine genaue Anpassung sehr wichtig, damit es auch beim Geschlechtsverkehr nicht verrutscht.

Das spermizide Gel wird vor dem Einführen in die Vagina auf beide Seiten des ringförmigen Diaphragmas gegeben. Dann wird es mit den Fingern zusammengedrückt und in seiner nun länglichen Form in die Vagina bis an den Muttermund eingeführt, wo es losgelassen wird und sich wieder zur vollen Größe auffaltet. Den Muttermund gilt es mit dem Diaphragma abzudecken und bei richtiger Lage ist dieser vom äußeren Diaphragmaring vollständig umgeben. Das Gel, das die Spermien zusätzlich verlangsamt und ihre Lebenszeit verkürzt, verliert nach einiger Zeit seine Wirkung. Das Diaphragma sollte aus diesem Grund nicht früher als 2 Stunden vor dem Sex eingesetzt werden. Nach dem Sex muss es noch mindestens 6 Stunden im Körper bleiben, um vollständig wirken zu können. Nach 24 Stunden muss das Diaphragma aus dem Körper entfernt werden. Danach wird es mit Wasser und Seife gereinigt und kann bei guter Pflege bis zu 2 Jahre halten.

Das Diaphragma kommt nur bei geplantem Sex zum Einsatz und greift nicht in den Hormonhaushalt ein. Es braucht allerdings ein wenig Übung, um es richtig anzuwenden – und nur dann stellt es ein sicheres Verhütungsmittel dar. Außerdem muss die Größe des Diaphragmas alle ein bis zwei Jahre, je nach Alter der Frau sogar noch öfter, überprüft werden, da sich der Körper und somit auch die Größe der Vagina verändert. Das Diaphragma ist nichts für Frauen, die oft an Blasenentzündungen leiden, und manche Frauen können es aus physischen Gründen nicht verwenden, da es einfach keinen Halt aufgrund einer sehr flachen Nische hinter dem Schambein findet.
Das Diaphragma bietet keinen Schutz vor sexuell übertragbaren Krankheiten.

Kupferspirale

Die Kupferspirale ist ein kleines T-förmiges Stäbchen aus Kunststoff, um dessen unteres Ende ein feiner Kupferdraht gewickelt ist. Die Kupferspirale wird in der gynäkologischen Praxis in die Gebärmutter eingesetzt. Dafür eignen sich am besten die letzten Tage der Periode. Das Einsetzen kann durchaus etwas unangenehm sein – mögliche Schmerzen ähneln starken Periodenschmerzen, die allerdings meist nicht lange anhalten. Mit Hilfe des Ultraschalls wird der korrekte Sitz der Spirale direkt überprüft. Unten an der Spirale befindet sich ein Rückholbändchen, das aus der Gebärmutterhalsöffnung hervorragt – an ihm lässt sich auch selbst per Finger ertasten, ob die Spirale noch an Ort und Stelle sitzt. Mit Hilfe dieses Fadens wird die Kupferspirale in der Praxis bei Bedarf entfernt oder gewechselt.

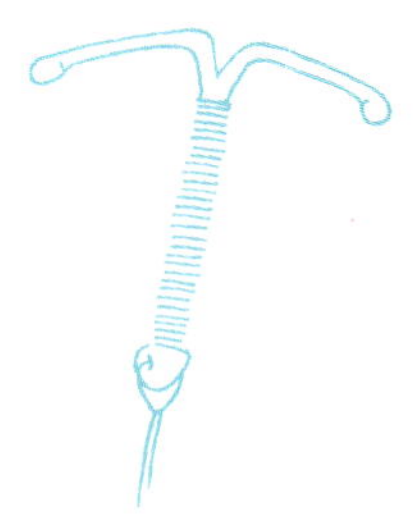

Die Spirale kann bis zu fünf Jahre im Unterleib bleiben. Sie wirkt dort lokal und ohne jegliche Hormone. Sie nimmt keinen Einfluss auf den natürlichen Zyklus und ruft keine hormonellen Nebenwirkungen hervor. Es kommt allerdings vor, dass Frauen nach dem Einsetzen der Kupferspirale stärkere Blutungen sowie Menstruationsschmerzen haben, was dann der Grund ist, sie schon innerhalb des ersten Jahres wieder entfernen zu lassen. Für Frauen, die „von Haus aus" bereits stärkere Blutungen und damit einhergehende Schmerzen haben, ist die Kupferspirale also eher nicht geeignet.

Wie die Kupferspirale eigentlich wirkt, ist nicht ganz geklärt. Man weiß, dass die Spirale eine sehr kleine Entzündung in der Gebärmutter auslöst. Deshalb wird angenommen, dass sich der Gebärmutterschleim und der Schleim am Muttermund durch das Kupfer verändert

und es den Spermien dadurch schwer macht, in die Gebärmutter zu gelangen. Auch wird ihre Lebensdauer und Beweglichkeit reduziert. Kupfer in dieser geringen Menge ist nicht gesundheitsschädlich.
Die Kupferspirale ist ein sicheres Verhütungsmittel, das ab dem Einsetzen wirkt. Mit ihr entfällt die ständige mentale Aufmerksamkeit, was die Verhütung betrifft. Es gibt sie in verschiedenen Modellen und kann, entgegen einiger Mythen, auch schon bei Frauen eingesetzt werden, die noch kein Kind bekommen haben.
Die Kupferspirale bietet keinen Schutz vor sexuell übertragbaren Krankheiten.

Kupferkette

Die Kupferkette besteht aus einem Nylonfaden, an dem mehrere Kupferröhrchen aufgereiht sind. Diese Röhrchen sind sehr klein, nur wenige Millimeter lang bzw. breit. Die Kupferkette wird während der Periode ebenfalls in der gynäkologischen Praxis in die Gebärmutter eingesetzt. In dieser Zeit ist der Muttermund nämlich weiter geöffnet, was den Eingriff einfacher gestaltet. Die Kette wird mit einem Knoten fest in der Muskulatur der Gebärmutter angebracht. Das Ende des Nylonfadens ragt danach aus dem Muttermund heraus. Wie auch bei der Kupferspirale kann das Einsetzen der Kupferkette unangenehm sein und Schmerzen ähnlich der Periodenbeschwerden verursachen. Schmerzmittel können dabei ein wenig Abhilfe leisten.

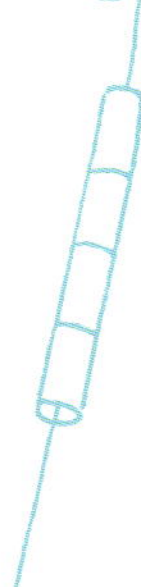

Die Wirkung der Kette ähnelt ebenfalls der der Kupferspirale. Das abgesonderte Kupfer macht die Spermien unbeweglich und verhindert ein Eindringen in die Gebärmutter. Außerdem ist die Kette (wie auch die Spirale) an sich ein Fremdkörper, der eine Barriere zwischen

Welche Verhütungsmittel verwendest du?

„Kupferspirale."

Warum hast du dich dafür entschieden?

„Ich verhüte schon lange nicht mehr hormonell und möchte das auch nicht mehr. Mit 19 Jahren habe ich mir die Kupferkette einsetzen lassen, weil mein Frauenarzt das grade *‚neu im Angebot‘* hatte und sehr begeistert war. Meine Erfahrung mit der Kupferkette war sehr gut. Deswegen entscheide ich mich auch wieder für sie oder eben die Spirale."

Bist du damit zufrieden?

„Sehr zufrieden, ich habe keine Beschwerden und vor allem kann ich nicht vergessen zu verhüten. Auch preislich ist die Kupferspirale super."

Hast du davor ein anderes Verhütungsmittel verwendet?

„Ja, zuerst die Pille und später etwa ein Jahr lang Kondome. Die Pille ist keine Option mehr für mich, da ich das Gefühl hatte, ein ganz anderer Mensch zu sein, nachdem ich sie abgesetzt hatte. Kondome finde ich super und würde sie beim Sex in einer nicht monogamen Beziehung zusätzlich zur Spirale verwenden." F, 29

Welche Verhütungsmittel verwendest du?

„Kupferspirale und Kondom."

Warum hast du dich für diese Mittel entschieden?

„Ich wollte absolut auf Hormone verzichten."

Bist du damit zufrieden?

„Jein. Also die Wahrscheinlichkeit einer Schwangerschaft mit Spirale ist gering und gegen Geschlechtskrankheiten und zur doppelten Absicherung sind Kondome auch super. Aber seit ich die Spirale habe, ist meine Menstruationsblutung in den ersten Tagen extrem stark und ich hab das Gefühl, ich muss alle halbe Stunde aufs Klo und Tampon/Tasse wechseln/leeren."

Hast du davor ein anderes Verhütungsmittel verwendet?

„Ich habe 10 Jahre die Antibabypille genommen (auch wegen meiner Akne), dann nach einem Jahr Kondom den Nuvaring probiert und diesen nach 8 Monaten abgesetzt, weil ich richtige Stimmungsschwankungen hatte. Nach 2 Jahren ‚*nur*' Kondom habe ich mich dann für die Spirale entschieden. Krass sind aber die Nachwirkungen seit dem Absetzen der Hormone: trockene und schuppige Kopfhaut, meine Akne kam zurück und überhaupt fühle ich mich weniger wohl in meiner Haut." L, 29

Spermien und Eizelle bildet und ein Einnisten einer befruchteten Eizelle in die Gebärmutterwand erschwert.

Die Kupferkette nimmt keinen Einfluss auf den natürlichen Zyklus einer Frau, da sie hormonfrei wirkt. Durch ihre Flexibilität passt sie sich den Bewegungen der Gebärmutter sehr gut an. Doch auch Frauen, die eine Kupferkette als Verhütungsmittel verwenden, klagen des Öfteren über stärkere Blutungen und heftigere Periodenschmerzen. Außerdem ist und bleibt sie ein Fremdkörper und somit auch ein Risiko, Infektionen zu verursachen oder ausgestoßen zu werden.

Die Kupferkette bietet keinen Schutz vor sexuell übertragbaren Krankheiten.

!

Bakterien können sich an der Kupferkette/Spirale festsetzen und sich dort mittels eines Biofilms vor dem menschlichen Immunsystem schützen.

Portiokappe

Die Portiokappe, Handelsname FemCap, ist eine gewölbte Kuppel mit breitem Rand aus weichem Silikon. Sie ähnelt einer Menstruationstasse nicht nur im Aussehen, sondern auch in ihrer Funktion – statt Menstruationsblut fängt die FemCap eben Spermien ein.

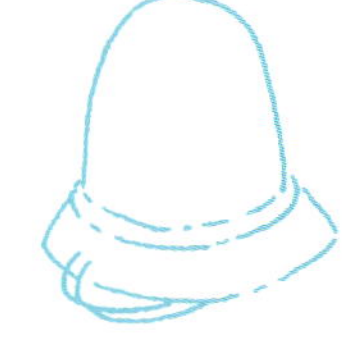

Die Portiokappe wird mit zwei Fingern in die Vagina eingeführt und über den Muttermund gestülpt. Sitzt sie an der richtigen Stelle, entsteht ein Unterdruck und die Kappe saugt sich fest. Der Rand der Kappe schmiegt sich dabei an die Scheidenwand an. So bildet sie eine Barriere für Spermien und verhindert ihr Eindringen in die Gebärmutter. Außerdem wird die Portiokappe (ähnlich einem Diaphragma) vor dem Einsetzen mit Gel bestrichen, das je nach Typ die Spermien entweder abtötet oder verlangsamt. Die Größe der Portiokappe muss von Frauenärztin/Frauenarzt individuell angepasst werden. Außerdem sollte das eigenhändige Einsetzen in der Praxis geübt werden, denn nur ein tadelloser Sitz bietet Schutz vor ungewollten Schwangerschaften. Die Portiokappe sollte nicht in allerletzter Sekunde vor der vaginalen Penetration eingesetzt werden, da sie etwas Zeit braucht, um sich ordentlich festzusaugen. Ihr Sitz sollte vor dem Sex unbedingt ertastet werden. Nach dem Sex sollte sie noch mindestens 6 und maximal 48 Stunden im Körper bleiben.

Die Portiokappe verursacht keine hormonellen Nebenwirkungen, da sie nicht in den Hormonhaushalt eingreift. Sie wirkt lokal und kommt als Verhütungsmittel nur bei Geschlechtsverkehr zum Einsatz. Die Unterbrechung zum Einsetzen kann, ähnlich wie das Überziehen eines Kondoms, als störend empfunden werden.

Die Portiokappe bietet keinen Schutz vor sexuell übertragbaren Krankheiten.

Natürliche Verhütungsmittel

Natürliche Verhütungsmethoden zielen darauf ab, die fruchtbaren (und unfruchtbaren) Tage des Zyklus zu ermitteln. Während des Zeitfensters der fruchtbaren Tage empfiehlt es sich folglich, nur Sex zu haben, wenn man schwanger werden möchte.

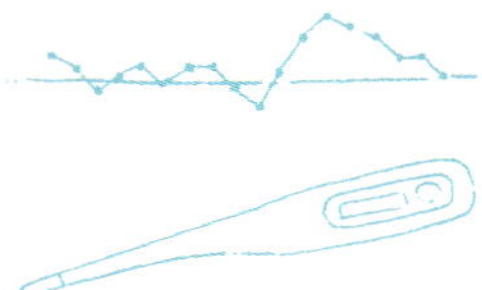

Die Ermittlung dieser pikanten Tage kann auf unterschiedliche Weise erfolgen. Das konsequente Führen eines Menstruationskalenders ist eine Möglichkeit. Dazu kommen das morgendliche Messen der Körpertemperatur und die tägliche Auseinandersetzung mit dem eigenen Ausfluss. Zur Erhöhung der Sicherheit vor ungewollten Schwangerschaften werden diese Methoden oftmals kombiniert. Ihnen gemeinsam ist allerdings, dass sie alle recht unsicher sind. Das rührt daher, dass sie alle auf einem absolut regelmäßigen Zyklus basieren, der weder durch Krankheiten noch Schlafentzug, noch Faktoren wie Stress oder Gewichtsschwankungen beeinflusst wird. Frauen, die sich auf diese Art(en) der Verhütung verlassen, brauchen im Übrigen ein sehr gutes Gefühl für den eigenen Körper, denn es gilt, auch die kleinsten Veränderungen wahrzunehmen und diese akribisch zu dokumentieren.

Mit Hilfe des Menstruationskalenders, also dem monatlichen exakten Notieren der Blutungsstage, werden die fruchtbaren Tage ca. 5 Tage vor bis etwa einen Tag nach dem Eisprung (ca. 14 Tage vor der Menstruation) errechnet. Allerdings setzt das wie gesagt die absolute Regelmäßigkeit des eigenen Zyklus voraus – eventuelle Vorkommnisse wie mehrere Eisprünge innerhalb eines Zyklus können schwer berücksichtigt werden. Die morgendliche Messung der Körpertemperatur zeigt an, in welchem Stadium des Zyklus sich eine Frau befindet. Die Temperatur verändert sich nämlich während des Zyklus um bis zu 0,5 Grad. Die Höchsttemperatur erreicht der Körper, nachdem der Eisprung stattgefunden hat, und bleibt so bis zur nächsten Blutung. Im Durchschnitt findet der Eisprung null bis zwei Tage vor dem Temperaturanstieg statt, und um sicherzugehen, muss der Temperaturanstieg von mindestens 0,2 Grad gegenüber den Vorwerten an 3 aufeinanderfolgenden Tagen gemessen werden. Abweichungen durch äußere Einflüsse, wie Erkältungen oder Ähnliches, können die Körpertemperatur natürlich beeinflussen und das Ergebnis verändern. Bei der Untersuchung des Ausflusses, also dem Gebärmutterhalsschleim, wird dessen Konsistenz täglich genau in Augenschein genommen, um Rückschlüsse auf die fruchtbaren Tage zu ziehen. Dabei

ist es enorm wichtig, sich genau mit seinem Ausfluss auszukennen und Veränderungen wahrzunehmen. Unmittelbar vor dem Eisprung ist der Ausfluss eher schleimig und durchsichtig und lässt sich zwischen den Fingern gut in die Länge ziehen. Kurz nach dem Eisprung verändern sich Aussehen und Konsistenz zu milchig und cremig. Allerdings haben auch hier Faktoren wie eventuelle Krankheiten (im Intimbereich) Einfluss. Zu bestimmen, ob die Veränderungen dann zyklischer oder krankheitsbedingter Natur sind, gestaltet sich gegebenenfalls schwierig.
Natürliche Verhütungsmethoden bieten keinen Schutz vor sexuell übertragbaren Krankheiten.

VERHÜTUNG IM NOTFALL

Pille danach

Die „Pille danach" ist kein reguläres Verhütungsmittel – sie ist eine Notfallmaßnahme und kommt zum Einsatz, wenn es zu einer Panne bei der Verhütung kam (zum Beispiel, wenn ein Kondom geplatzt ist, oder man merkt, dass man einen Einnahmefehler bei der Pille gemacht hat), und die Möglichkeit für eine ungewollte Schwangerschaft besteht. Die „Pille danach" gibt es mit zweierlei Wirkstoffen, die beide den Eisprung verzögern und so ein Aufeinandertreffen von Spermien und Eizelle verhindern sollen. Die „Pille danach" sollte möglichst schnell nach dem Sex eingenommen werden, am besten innerhalb von 12 Stunden. Je nach Wirkstoff kann die Pille danach bis zu 3 bis 5 Tage nach dem Pannensex eingenommen werden. Danach ist sie wirkungslos. Der Zeitraum im Zyklus spielt ebenfalls eine große

Rolle: Steht der Eisprung unmittelbar bevor oder ist schon passiert, wirken keine der beiden Wirkstoffe mehr.

Die Pille danach ist eine Hormonbombe und bietet größeren Schutz, je schneller sie nach dem ungeschützten Sex eingenommen wird. Eingenommen werden einmalig ein bis zwei Pillen. Einen Verhütungsschutz darüber hinaus gibt es nicht. Sehr häufig kommt es durch die hohe Hormondosierung zu Übelkeit, Kopf- und Bauchschmerzen. Außerdem kann sich die Menstruation nach Einnahme der Pille danach verschieben oder zu Zwischenblutungen kommen. Die Wirksamkeit der Pille danach kann durch bestimmte Medikamente herabgesetzt werden.
Wird sie rechtzeitig (und zur richtigen Zeit im Zyklus) eingenommen, verhindert sie mit einer sehr hohen Wahrscheinlichkeit von bis zu 95 Prozent eine ungewollte Schwangerschaft. Trotzdem ist ein Schwangerschaftstest nach ca. 3 Wochen zu empfehlen!
Die Pille danach bietet keinen Schutz vor sexuell übertragbaren Krankheiten.

GESCHLECHTSKRANKHEITEN

Geschlechtskrankheiten können bei Vaginal-, Oral- oder Analsex übertragen werden. Weit verbreitet sind zum Beispiel Chlamydien, Herpes Simplex, Humanes Papilomvirus, Pilzerkrankungen und Feigwarzen, auch Tripper und Syphilis sind heute wieder häufiger. Die Verwendung von Kondomen senkt das Risiko sich anzustecken allerdings nicht vollständig. Geschlechtskrankheiten rufen häufig keine gravierenden Symptome hervor: Treten welche auf, äußern sie sich meistens als Ausfluss, Jucken oder Hautveränderungen an den Genitalien und

› *aidshilfe.de*

am After. In den meisten Fällen lassen sich Geschlechtskrankheiten gut mit Antibiotika behandeln. Es empfiehlt sich, sich vor allem bei wechselnden Partner*innen regelmäßig bei Frauenärztin/Frauenarzt oder beim Gesundheitsamt testen zu lassen. Bleiben Geschlechtskrankheiten unbehandelt, kann das schwere gesundheitliche Folgen haben. Mehr detaillierte Informationen findet ihr zum Beispiel unter www.aidshilfe.de oder auch auf www.liebesleben.de

HÄUFIGE INFEKTIONEN

Es gibt Pilzinfektionen und bakterielle Infektionen, die sich in fast jedes Leben einer noch so sauberen und gesunden Vagina einschleichen. Doch kein Grund zur Panik, sie lassen sich im Normalfall schnell und einfach behandeln.

Vaginalpilz

Der Vaginalpilz, auch Scheidenpilz genannt, ist eine Pilzerkrankung des Genitalbereichs, bei der sich die Schleimhaut von Vagina und Vulva entzündet – das Ergebnis ist ein starkes Brennen und Jucken des betroffenen Bereichs.

Die Scheidenflora setzt sich aus allerlei natürlichen Bewohnern zusammen, die zur Gesundheit der Vagina beitragen oder einfach das feucht-warme Milieu als besonders angenehm empfinden. Dazu gehören auch so genannte Hefepilze, die in jeder gesunden Vagina und jedem gesunden Darm zu finden sind. Sie sind in der Regel unauffällige Zeitgenossen und können der Vagina mit ihrer sauren Atmosphäre nichts anhaben. Verändert sich nun aber der pH-Wert der Vagina durch Einflüsse wie zum Beispiel Hormonschwankungen,

Das sagt die Gynäkologin:

Ganz wichtig ist, einmal im Jahr das Urin auf Chlamydien untersuchen zu lassen. Unter 25 Jahren zahlt das die Krankenkasse. Das ist schon wirklich wichtig und es ist nicht so selten, dass junge Mädels Chlamydien haben. Durch Chlamydien können die Eileiter verkleben und dann können die Frauen im schlimmsten Fall nicht mehr auf natürlichem Wege schwanger werden. Chlamydien müssen mit Antibiotika behandelt werden – bei sich selbst und beim Partner.

— BARBARA BERND, GYNÄKOLOGIN

Einnahme bestimmter Medikamente oder auch übermäßige Intimhygiene, kann das dazu führen, dass sich diese Pilze unkontrolliert vermehren. Ein Vaginalpilz äußert sich mit Juckreiz und brennendem Schmerz, Schwellungen und Rötungen der Vagina und der Vulva und verändertem Ausfluss. Außerdem verursacht die Entzündung Schmerzen beim Sex und beim Pinkeln. Ein Vaginalpilz lässt sich allerdings einfach und recht schnell kurieren. Medikamente in Form von Zäpfchen, Cremes und Tabletten bekämpfen die Entzündung je nach Schwere der Infektion innerhalb von 1 bis 6 Tagen. Wichtig ist dabei, dass auch der Partner oder die Partnerin mitbehandelt wird, da sich die Infektion sonst vom einen zum andern hin und her überträgt.

Bakterielle Vaginose

Bei einer bakteriellen Vaginose leidet die Scheidenflora an einem Ungleichgewicht, das durch Bakterien ausgelöst wird, die eigentlich im Darm beheimatet sind. Diese können durch Sex oder Hormonschwankungen dorthin gelangen und Unheil in Form einer Entzündung stiften. Oftmals verlaufen bakterielle Vaginosen allerdings unerkannt und heilen von selbst wieder ab. Wenn Symptome wie ein unangenehm fischiger Geruch von Vagina und Vulva, ein gräulichweißer und von der Konsistenz her eher dünner Ausfluss und leichte Schmerzen (auch beim Sex) in der Vagina anhalten, sollte die gynäkologische Praxis aufgesucht werden. Dort wird ein Abstrich vorgenommen und ein passendes Antibiotikum verschrieben. Übrigens ist bei einer bakteriellen Vaginose der pH-Wert verändert. Deshalb gibt es in den meisten Fällen Milchsäurebakterien in Form von Kapseln oder Zäpfchen, die das natürliche Milieu der Vagina wieder aufbauen sollen.

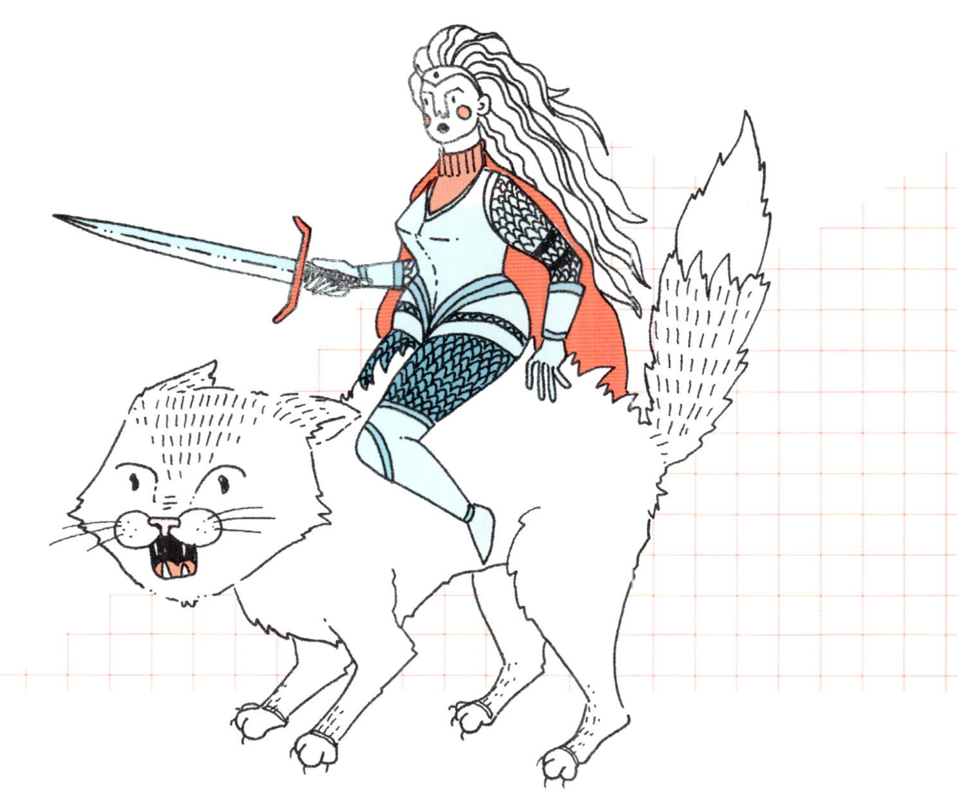

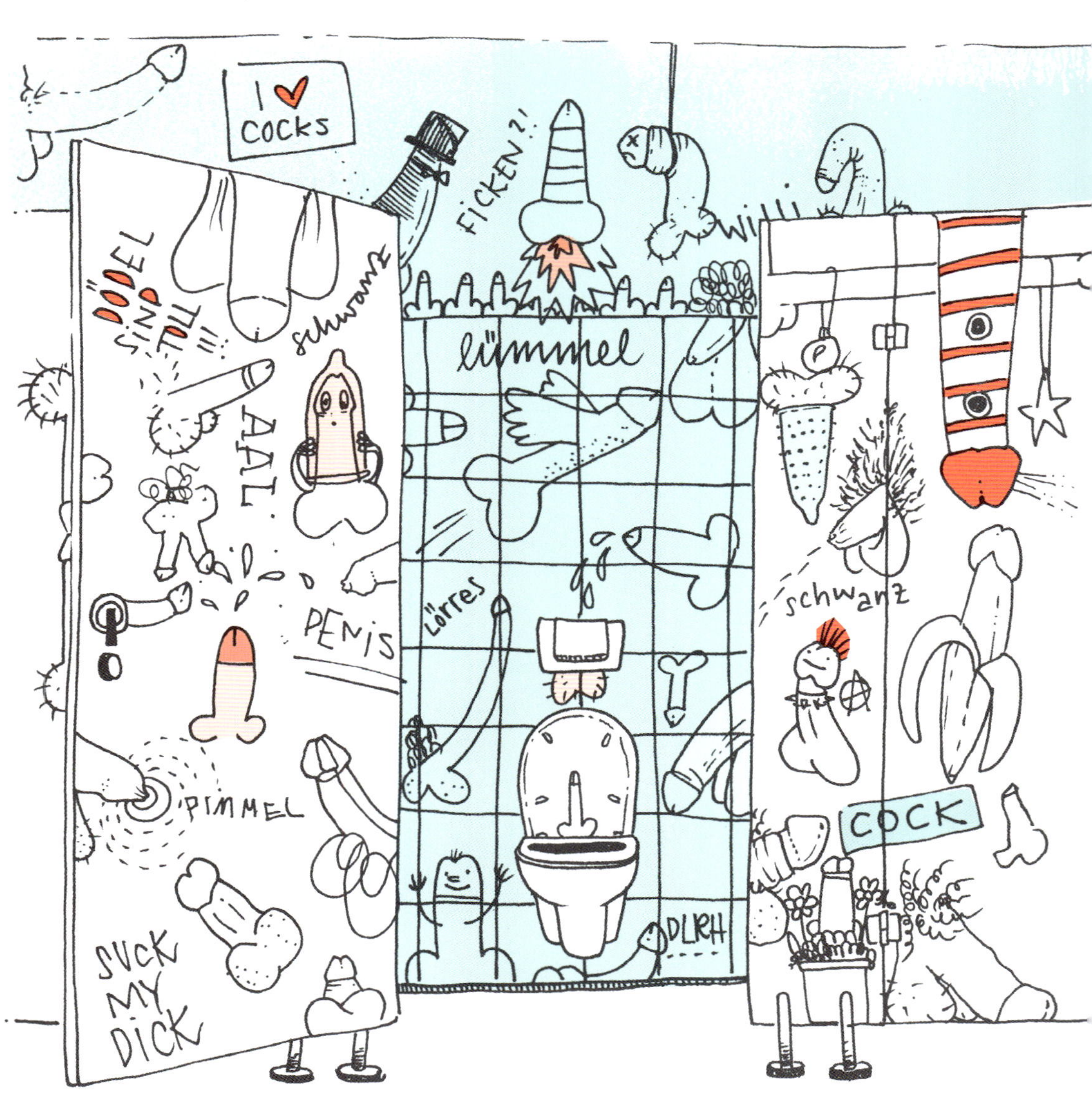

I ♥ COCKS
FICKEN?!
willi
DÖDEL SIND TOLL!!!
schwanz
AAL
lümmel
Lörres
PENIS
PIMMEL
SUCK MY DICK
schwanz
COCK
DLRH

Kapitel Elf

V wie Verzeichnet

226 – 231

V WIE VERZEICHNET

*Jede*r kann einen Penis malen, keine*r eine Vulva*

Ein Kreis, ein umgedrehtes U, noch ein Kreis: fertig ist der Penis. Kritzeleien verschiedenster Ausführung findet man in Toilettenkabinen, Schulheften, Unterführungen, an Stromkästen: Riesengurke, peitschenförmig oder mit haarigen Hoden. Jede*r weiß, wie ein Penis in seiner einfachsten Form gezeichnet werden kann. Doch wie schaut es mit Darstellungen der Vulva aus?

MEHR VULVAKRITZELEIEN IN KLOKABINEN

Spoiler: Nicht so gut! Vielleicht hängt (Ha, Penis-Witz) es damit zusammen, dass das männliche Genital präsenter ist als die Vulva. Nicht nur gesellschaftlich gesehen, sondern ganz objektiv: ein Penis nimmt mehr Raum ein (also, je nachdem). Er ist da, drückt sich mit seinen Hoden-Kumpels gegen die Jeans und wird der Öffentlichkeit, trotz Bekleidung, in der U-Bahn durch breitbeiniges Sitzen mehr oder weniger aufgedrängt. HIER BIN ICH. Jungs haben einen ganz anderen Berührungspunkt mit der eigenen Sexualität, nicht zuletzt dadurch, dass sie von klein auf etwas in der Hand haben, wenn sie pinkeln gehen. Mädchen wischen sich ihr Nichts da unten trocken und gut ist.

!
Trauen sich viele Frauen deswegen nicht, offen über alles rund um ihr Geschlechtsteil zu sprechen, weil es so versteckt liegt?

Mehr Vulva-Kunst! Denn auch wenn es sich nur um Kritzeleien handelt, sorgen noch die hässlichsten Zeichnungen von Penissen an Hauswänden dafür, dass das männliche Genital (und der angehängte Rest) präsenter bleibt als das weibliche. Um also für mehr genitale Gleichheit zu sorgen, ist es wichtig, sich im gleichen Maße künstlerisch mit der Vulva auseinanderzusetzen. Eine progressive Idee dazu hatten die Veranstalter des evangelischen Kirchentags 2019: Das vielseitige

Programmheft führte unter anderem den Workshop „Vulven malen" auf, der von einer jungen angehenden Theologin geleitet wurde. Die Intention dieses für den Rahmen der Kirche doch eher ungewöhnlichen Workshops war es, sich kreativ mit der eigenen Körperlichkeit auseinanderzusetzen und ungezwungen in Austausch über die Vulva zu treten. Außerdem sollten mit dieser Aktion das Selbstbewusstsein und das Selbstgefühl vor allem der weiblichen Teilnehmer*innen gesteigert und damit den negativen Folgen jahrhundertelanger Tabuisierung weiblicher Geschlechtlichkeit entgegengewirkt werden. Diese ungewöhnliche Aktion rief natürlich nicht nur Begeisterung hervor. *„Ist das das neue Kreuz, an dem Christus geopfert wurde? Mich macht das traurig über meine evangelische Kirche"*, schrieb der CDU-Bundestagsabgeordnete Roderich Kiesewetter bei Twitter. So manche alten weißen Männer können Veränderungen einfach nicht ertragen. Denn so wie es jetzt ist, ist es ja auch gewohnt angenehm.

› *Welt.de „Evangelischer Kirchentag erntet Spott für Workshop „Vulven malen"*

Wir wollen uns damit jedenfalls nicht zufriedengeben. Wir sind für mehr Vulvakritzeleien in Klokabinen!
Aus diesem Grund haben wir für euch eine kleine Anleitung vorbereitet, die euch Schritt für Schritt näher an die Vulva bringt. Einfach einen Stift schnappen und loslegen. Viel Spaß!

vulven zeichnen

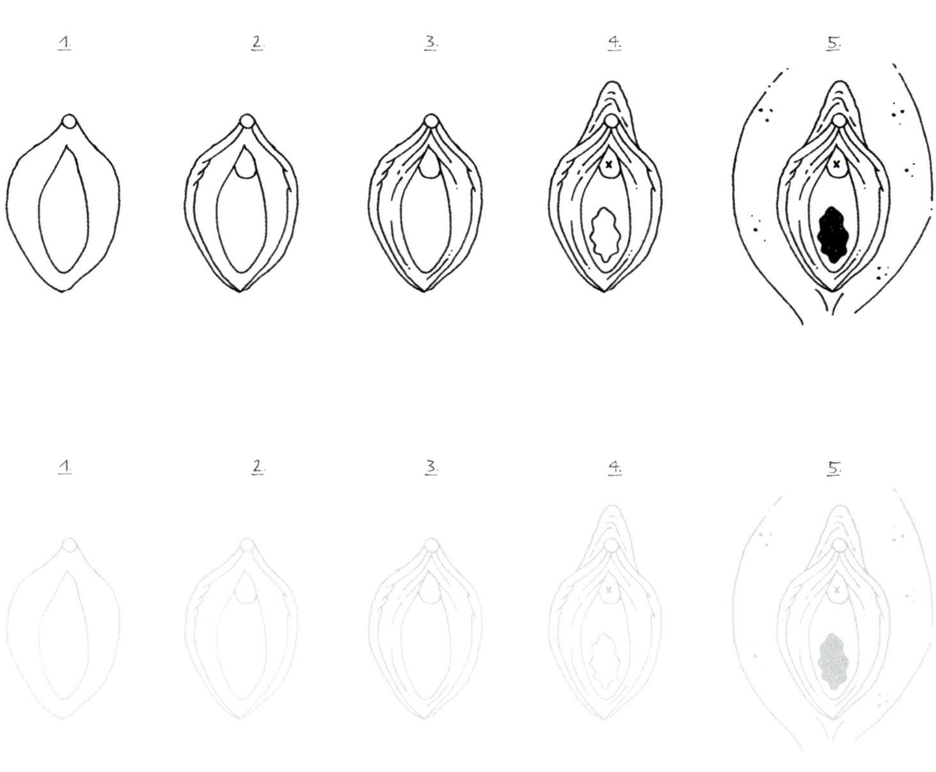

Schritt für Schritt

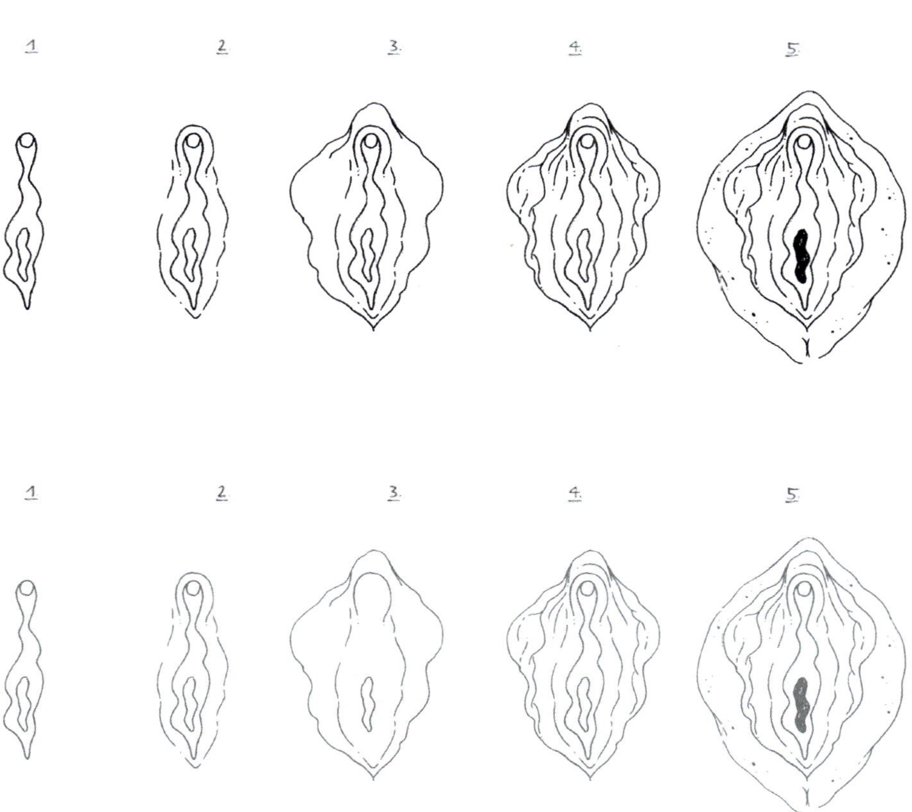

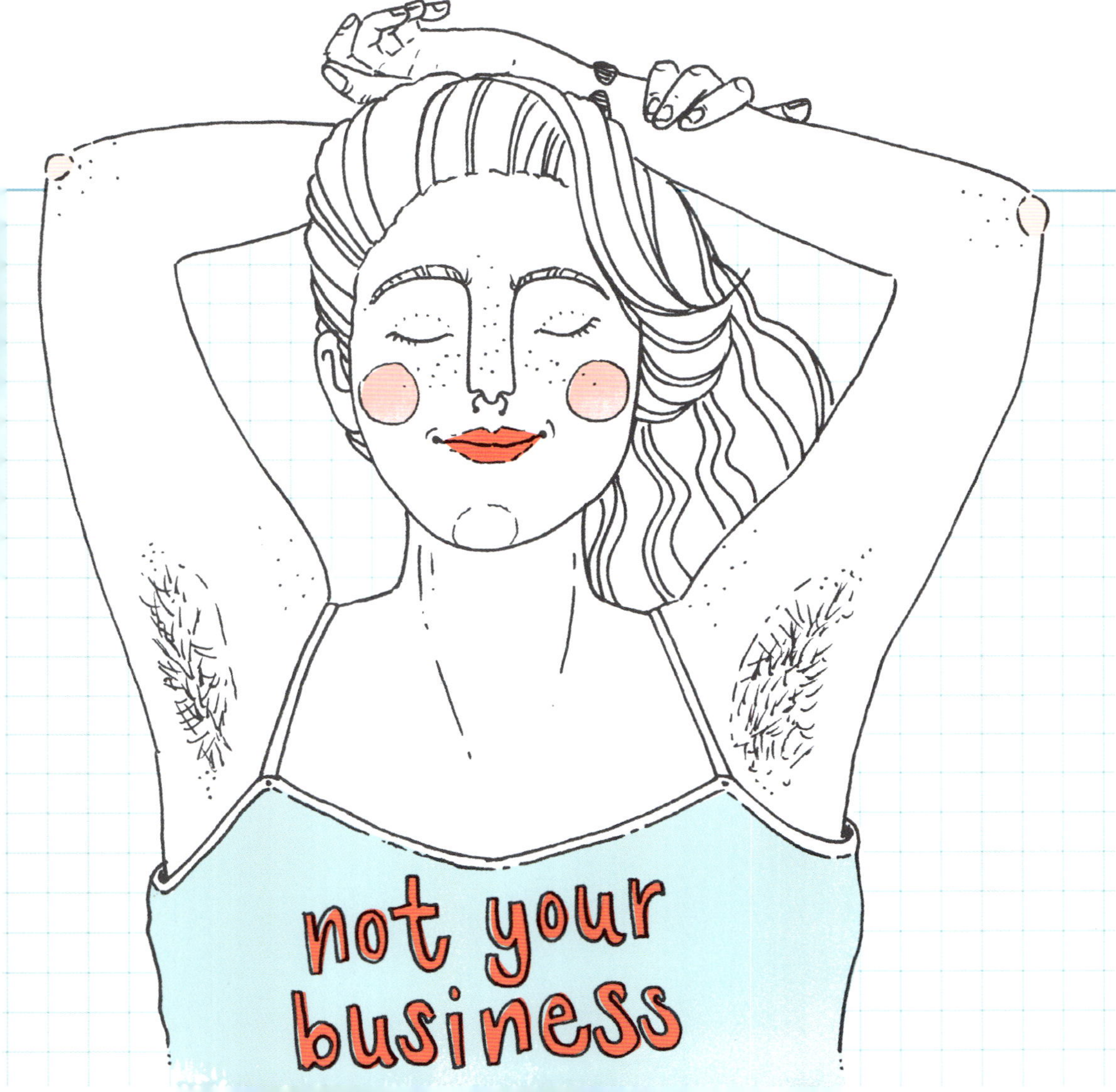
not your business

Kapitel Zwölf

V wie Vür was sich Mädchen schämen sollten

232 – 243

V WIE VÜR WAS SICH MÄDCHEN SCHÄMEN SOLLTEN

Haare, Gerüche und andere Unzulänglichkeiten

„Hast du mal …“ Ein Handschlag. Etwas Weißes, in Plastik verpackt, blitzt zwischen den Fingern auf. Ein Flüstern. „Danke, das kommt in letzter Sekunde.“

Frauen sind auf jeden Fall die besseren Drogendealer. Sie lernen von ihrer ersten Periode an, sich unauffällig und geschmeidig wie Ninjas gegenseitig die Tampons zuzustecken, ohne dass ihre Umwelt auch nur das Geringste davon mitbekommt. Denn das wäre der Gipfel der Peinlichkeit und würde in bodenloser Peinlichkeit enden, sollte jemand von dem Blut mitkriegen. Also jeden Monat der gleiche Zores.

TAMPONFINGER

Ich hatte eine Mitschülerin, der war es von Anfang an ziemlich egal (oder jedenfalls tat sie so) durch die ganze Klasse zu rufen: „Hat jemand mal einen Tampon?“ Nervöses, peinlich berührtes Gekicher von Seiten der Mehrheit, schallendes Gelächter bei den coolen Kids und ein geflüstertes „Ja, hier …“ aus einer Ecke des Klassenzimmers. Keine Ahnung, ob sie das auch in Anwesenheit von Jungs getan hätte. Jedenfalls dachte ich: „Boa, Yasemin. Wie peinlich.“ Irgendwie schämte ich mich auf der einen Seite für sie fremd, auf der anderen Seite fand ich ihre Offenheit mutig und überlegte, warum ich damit ein Problem hatte. Dann hielt Yasemin mir ihren Zeigefinger unter die Nase und rief laut: „Achtung, Tamponfinger, Tamponfinger!“ Nicht jede muss ihrem Tamponfinger diesen Grad der Öffentlichkeit einräumen, doch sollte die Menstruation kein Stigma mehr für Frauen sein. Nicht mehr hinter vorgehaltener Hand nach einem überteuerten Hygieneprodukt fragen zu müssen, muss echt drin sein. Die Menstruation kommt halt nun mal monatlich. Sich monatlich darum sorgen zu müssen, einen unausweichlichen und natürlichen Vorgang vor seiner Umwelt zu verstecken, ist ehrlich gesagt eine Zumutung und mir mittlerweile echt zu anstrengend. Läuft bei mir halt einmal im Monat, na und? Einmal mehr als bei vielen anderen.

Im Segment der weiblichen Peinlichkeiten gibt es aber noch viel mehr, das dringend aus dem Leben von Frauen verbannt gehört: Vor allem die Dinge, die den Körper betreffen und irgendwie mit Scham besetzt sind. Auch wenn uns Schamgefühl gelegentlich hilft, uns in der Gesellschaft zu orientieren, ist es doch bei unserem Körper oft völlig fehl am Platz.

Auf den folgenden Seiten findet ihr einige weibliche Probleme, die bitte umgehend aus der Welt geschafft werden müssen. Danke.

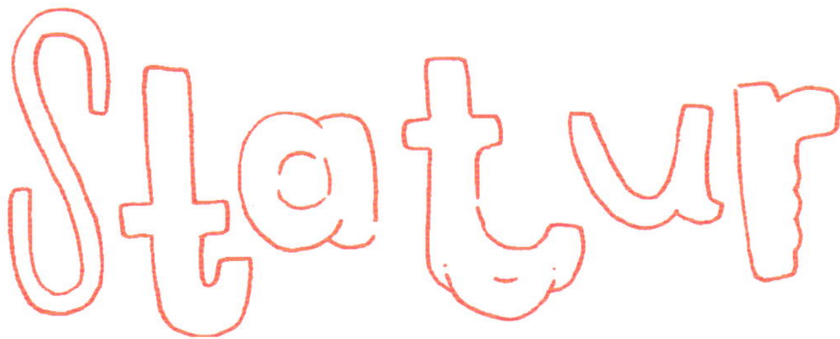

Zu fett für's Ballett oder Knochensack?
„Schau' mal die Dicke" oder „Wer will denn mit dem Skelett Sex haben?"

Kann dir doch egal sein!
Ich kann es langsam nicht mehr hören, aber es ist immer noch so: Niemand ist perfekt. Verbannt die aberwitzigen Idealvorstellungen, wie eine Frau auszusehen hat, aus euren Köpfen und seid einfach so, wie ihr seid. Man muss sich nicht jeden Tag gleich viel lieben und dem Spiegelbild sagen, wie sexy man sich findet (und wenn doch, go for it!). Doch den eigenen Körper zu akzeptieren und sich nicht immer vorzuhalten, was alles verbesserungswürdig sei, hat eine große Wirkung: Es entspannt.

Dann hat man auch mehr Zeit, um sich um die anderen Probleme zu kümmern, die es sonst noch in der Welt gibt.

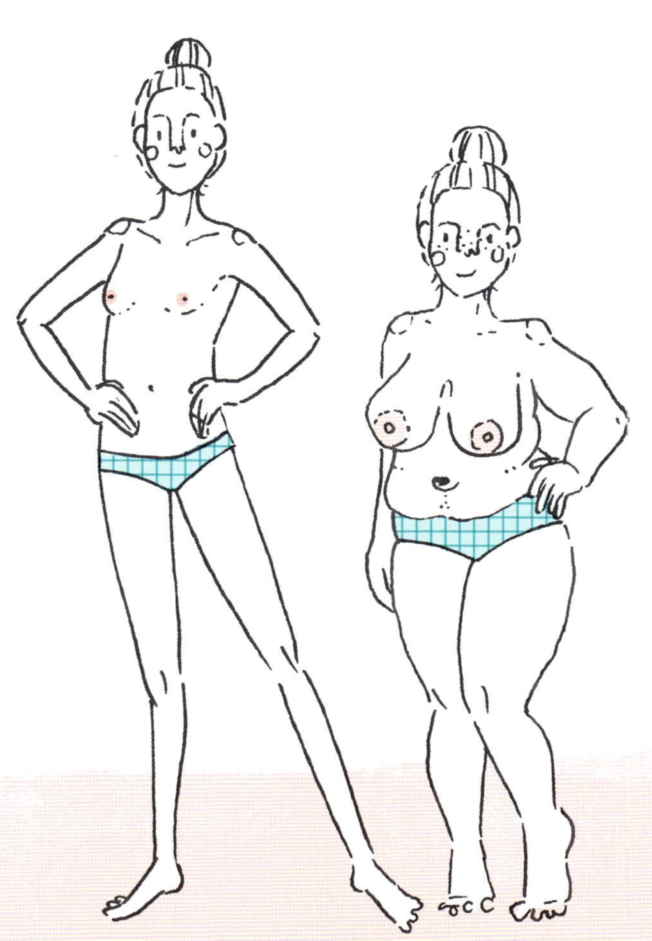

V wie Vür was sich Mädchen schämen sollten

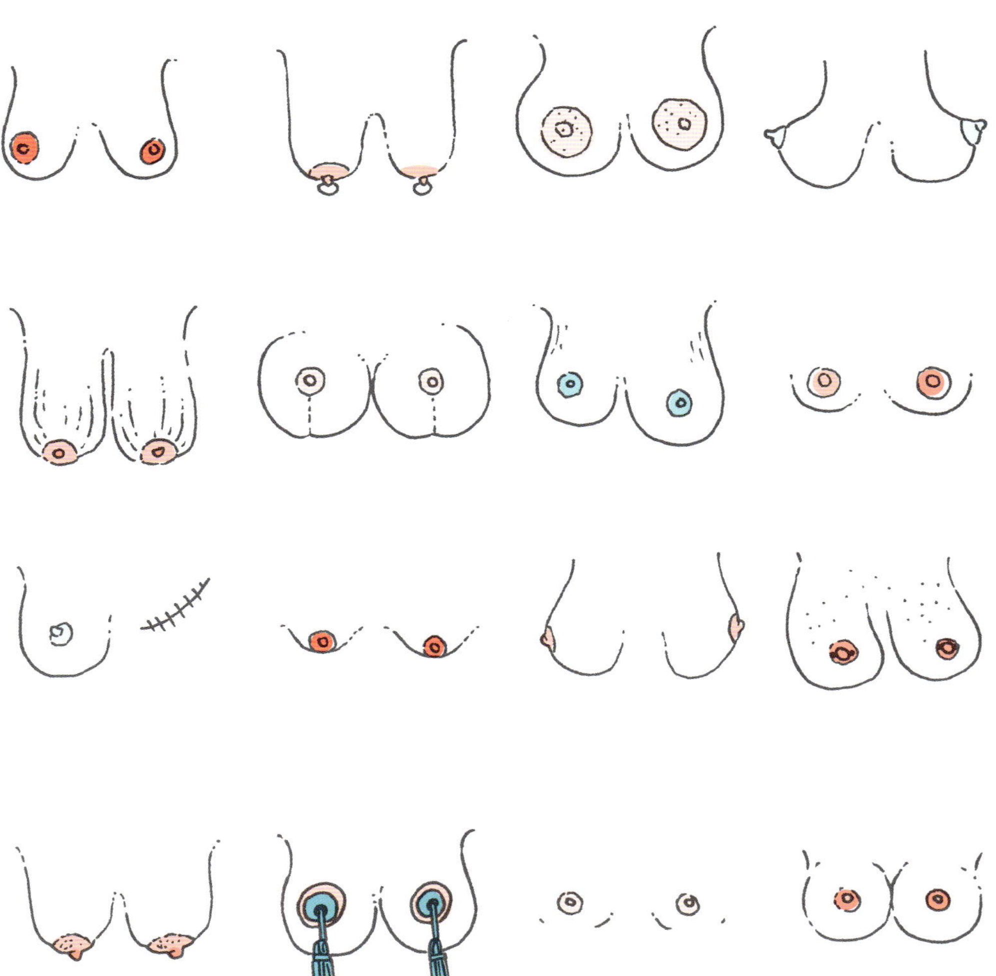

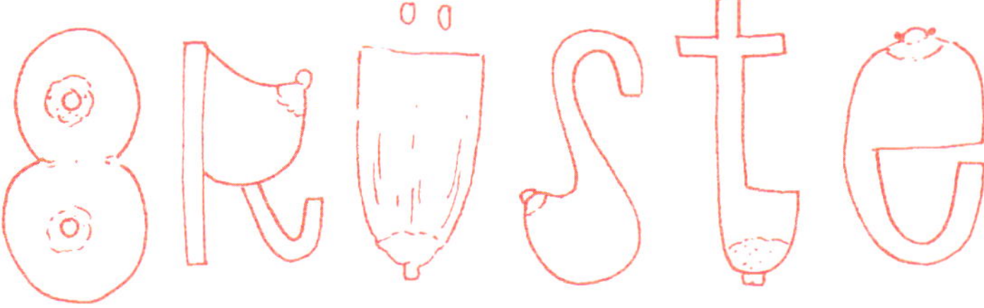

„Alter, sind das Riesenglocken“ oder „Wo ist die Lupe, ich kann gar nichts sehen?“
„Die muss ja Rückenschmerzen haben von den Teilen“ oder „Gibt‘s zu den Nippeln auch Titten dazu?“

Schluss damit. Brüste wachsen, wie sie wollen oder halt auch nicht. Das kann man sich nicht aussuchen. Und den vielleicht nett gemeinten Hinweis „Achtung, man sieht den BH“ kann man sich schenken. Nur noch ein nerviger Punkt mehr, für den sich Frauen schämen sollten. Auch hier gilt: Weg mit den Gedanken an vermeintliche Perfektion, dann lebt es sich deutlich entspannter.

Behaarung

„Hast du beim Rasieren eine Bahn vergessen oder sind das etwa keine Haare da hinten auf deiner Wade?", „Aus deinem echt knappen Bikinihöschen schaut an der Seite übrigens auch was raus." Und: „Hast du schon mal was von ekliger Achselbehaarung gehört?", „Kannst du das nächste Mal nicht einfach zum Waxing gehen? Die hässlichen roten Pickelchen vom Rasieren kann man halt echt vermeiden."

Der fast schon manische Zwang, den Körper an einigen Stellen penibel zu enthaaren und sich an anderer Stelle den Kopf (Ha, nämlich genau an dieser Stelle) darüber zu zerbrechen, wie das Haar dort noch voller und länger werden kann, ist nervig, zeitaufwendig, teuer und tut weh. Weg damit. Es bringt niemanden um, auch mal Haar zu tragen.

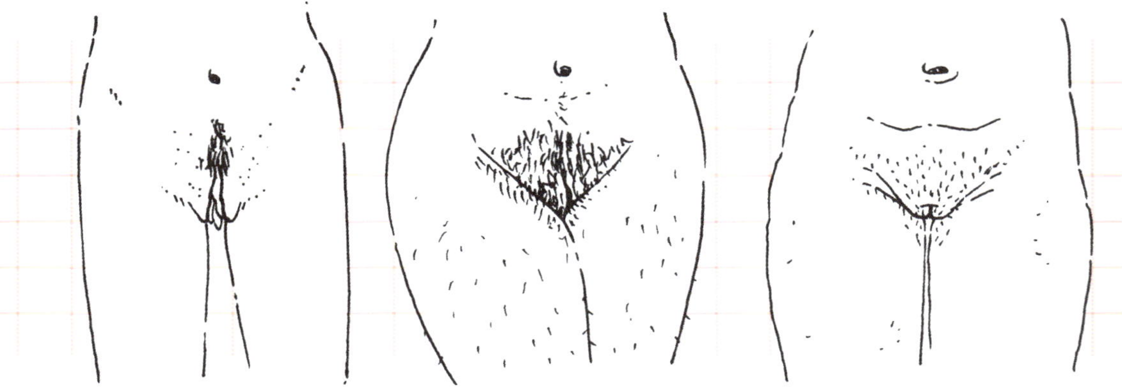

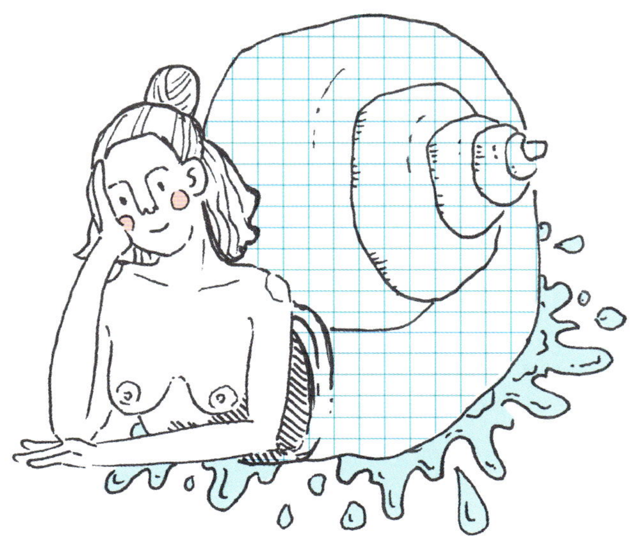

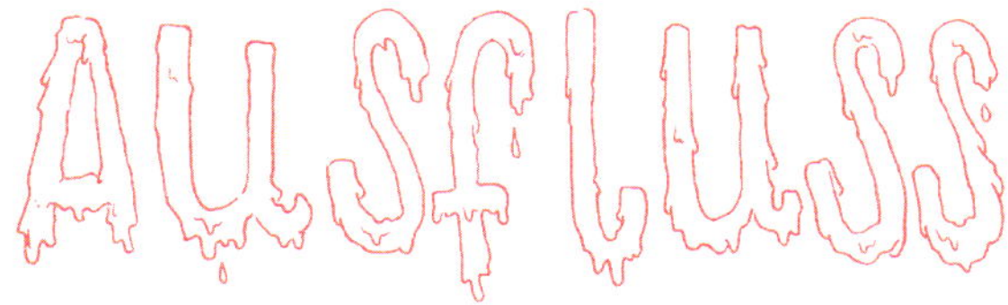

Iiiiiiiiiiiiiiiiiiihhhhhhhhhhhhhhhhhhhhhhhhhgitt!

Gesunde Mädchen und Frauen finden ab der Pubertät mal glänzende, mal milchig- oder gelblichweiße Flecken im Höschen, den so genannten Ausfluss. Dabei handelt es sich um ein Sekret, das aus der Vagina austritt, sobald das Hormon Östrogen anfängt, Einfluss auf den weiblichen Genitalbereich zu nehmen (also mit Beginn der Pubertät). Die Menge und die Konsistenz des Ausflusses können dabei variieren, je nachdem, in welchem Teil des Zyklus sich eine Frau befindet. Auch hormonelle Verhütungsmethoden oder eine Schwangerschaft können Einfluss haben. Der Ausfluss ist dazu da, die Vagina sauber und gesund zu halten. Er enthält positive Milchsäurebakterien, die Milchsäure produzieren und damit Bakterien fernhalten. Das verleiht dem Ausfluss wiederum seinen dezent säuerlichen Geschmack und Geruch.

Ausfluss schützt die Vaginalschleimhaut vor dem Austrocknen und Einreißen. Ohne seine Feuchtigkeit wäre zum Beispiel Sex für eine Frau vor Schmerzen kaum auszuhalten. Leider wird dieser kleine Helfer oft als eklig und Indiz für mangelnde Hygiene gesehen, was absolut falsch ist. Schrubbt ihn nicht weg, er ist da, um euch zu helfen. Außerdem geben Konsistenz, Geruch und Farbe auch gelegentlich Hinweis auf eine mögliche (sexuell übertragbare) Infektion des Unterleibs.

› *Brochmann/Støkken Dahl, „Viva la Vagina"*

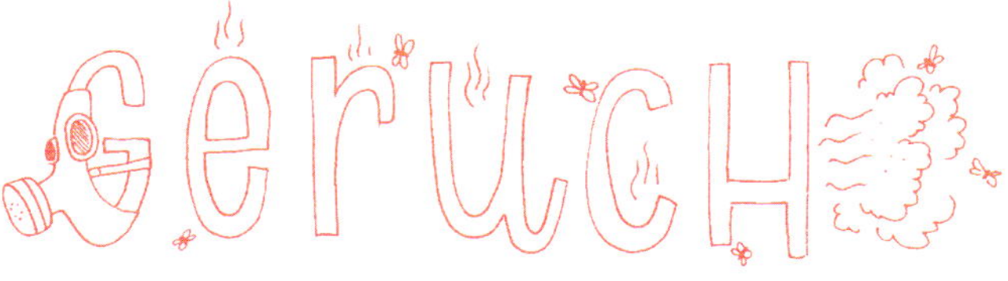

Ein wirklich gesunder Intimbereich riecht. Der eben erwähnte Ausfluss sorgt für einen leicht säuerlichen Geruch, außerdem kommen Schweiß und Urinreste dazu. Alles zusammen ergibt den normalen, gesunden Cocktail namens Intimgeruch. Dieser variiert, abhängig von Einflüssen wie Ernährung, wie viel man schwitzt und in welchem Teil des Zyklus man sich befindet. Unangenehme, starke und langanhaltende Gerüche (eventuell gepaart mit Jucken und Brennen) können auf Erkrankungen hinweisen und sollten in der gynäkologischen Praxis fachgerecht untersucht werden. Der Klassiker des leichten „Odeur de Fisch" rührt wohl von einem Stoff namens Trimethylamin,

› *Brochmann/Støkken Dahl, „Viva la Vagina"*

den Frauen kurz vor und während der Periode nicht gut abbauen können – daher der dezente Duft, der an Fisch erinnert. Sollte sich dieser Geruch allerdings verstärken und in Kombination mit sehr dünnflüssigem, gräulichem Ausfluss auftreten, kann dies ein Anzeichen einer bakteriellen Vaginose sein. Dann bitte Ärztin/Arzt aufsuchen.

Es ist wichtig, sich mit seinen Körperflüssigkeiten und Gerüchen auseinanderzusetzen und vertraut zu machen. Auf diese Weise bekommen Frauen ein Gespür dafür, was für sie persönlich normal und ab wann Vorsicht geboten ist.

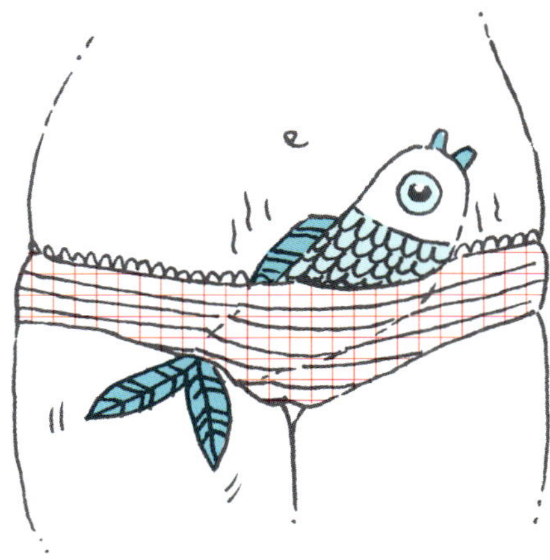

Das ist wirklich eine große Menge an Dingen, für die sich Mädchen schämen sollten. Da weiß man ja gar nicht, wo man anfangen soll! Unser Praxistipp dafür: am besten einfach gleich sein lassen. Das spart Zeit, Kosten und Nerven. Und wie RuPaul es so treffend beschreibt: „*What other people think of me is none of my business.*“

› *RuPauls Drag Race Staffel 11*

letzte Worte

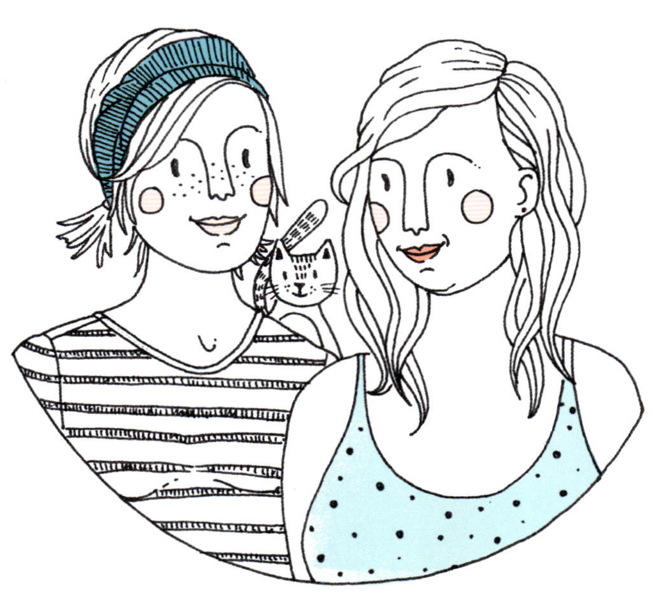

So ihr Lieben,

an dieser Stelle machen wir Schluss. Schluss mit euch, Schluss mit dem Thema, Schluss mit Büchern – nein, Spaß.
Wir hoffen sehr, dass euch das Buch zum Nachdenken, Schmunzeln und vor allem dazu gebracht hat, über all die wichtigen Themen, die wir hier behandelt haben, weiterzureden und -zulesen. Teilt euer Wissen, sprecht darüber – im Geheimnisse weitergeben sind Mädchen doch bekanntermaßen richtig gut. Und haltet euch fest – es gibt noch so viel mehr Punkte, Angelegenheiten und Problematiken das weibliche Geschlecht betreffend, die unbedingt mehr Raum und mehr Öffentlichkeit brauchen. Werft einen Blick in unser nachfolgendes Verzeichnis, dort ist ein breites Spektrum an Literatur, Weblinks, Serien und mehr aufgelistet.
Was uns sehr wichtig ist, ist, dass dieses Buch euch Ansätze zum Weiterdenken gibt und ihr mit uns zusammen mehr Steine ins Rollen bringt, damit „Tabuthemen" Normalität erlangen. Für uns, Fine und Iris, war und ist es nach wie vor absolut spannend und horizonterweiternd, die Vielfalt des weiblichen Geschlechts immer noch besser zu verstehen. Wir hoffen, dasselbe gilt für euch!

In diesem Sinne, macht's gut und haltet die Kitzler steif!

Grüße und Küsse gehen raus an die Crowd,

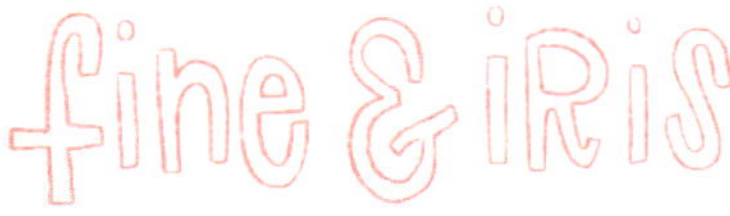

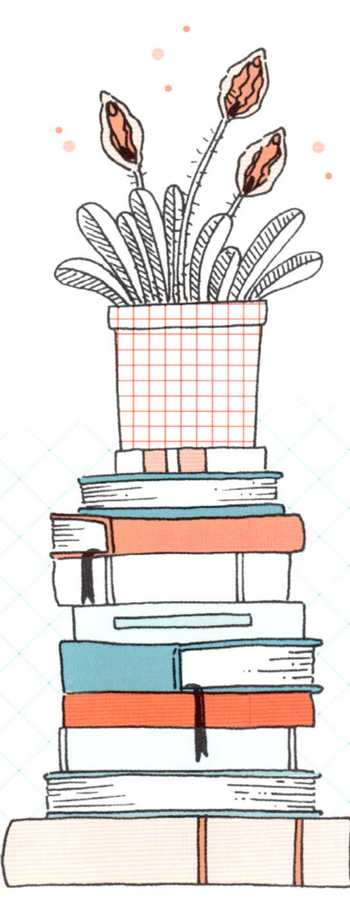

Anhang

V wie Verzeichnis

246 – 256

Kapitel Eins

V wie Vielfalt

012 – 035

LITERATUR

Nina Brochmann,
Ellen Støkken Dahl
„Viva la Vagina!"
S. Fischer, 2018

Dr. med. Sheila de Liz
„Unverschämt"
Rowohlt, 2019

Katharina Stör
„Liebe deine Vulva!"
Marta Press, 2019

Kapitel Zwei

V wie Vulkan

036 – 069

LITERATUR

Nina Brochmann,
Ellen Støkken Dahl
„Viva la Vagina!"
S. Fischer, 2018

Dr. med. Sheila de Liz
„Unverschämt"
Rowohlt, 2019

Luisa Stömer, Eva Wünsch
„Ebbe & Blut"
Goldmann, 2018

SERIE

Netflix
„Big Mouth"
Staffel 1, Folge 1

FILM

Rayka Zehtabchi
„Stigma Monatsblutung"
2018

INTERNETSEITEN

https://www.bloodmilla.de

https://www.deutschlandfunknova.de/beitrag/menstruation-indiens-kampf-gegen-diskriminierung-von-frauen-waehrend-ihrer-periode

https://www.thefemale-company.com

https://thepadproject.org

https://ze.tt/free-bleeding-diese-menschen-menstruieren-ohne-hygieneprodukte

Kapitel Drei

V wie Vorname

070 – 081

INTERNETSEITEN

https://ze.tt/meine-klitoris-ist-politisch/

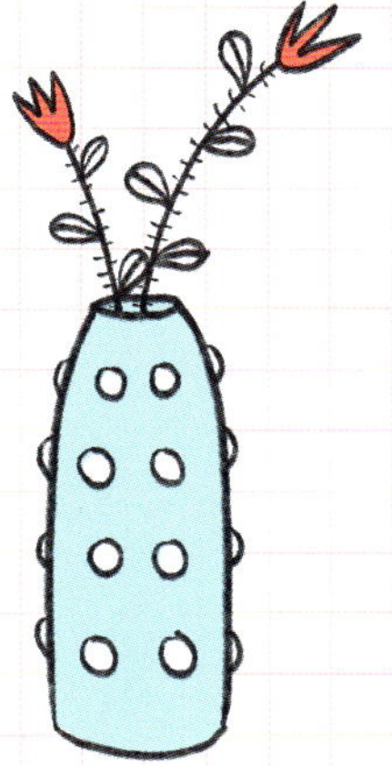

Kapitel Vier

V wie Versuchung

082 – 093

LITERATUR

Mithu M. Sanyal
„Vulva – Die Enthüllung des unsichtbaren Geschlechts"
Wagenbach, 2019

INTERNETSEITEN

https://www.vice.com/de/article/ywz4pk/wenn-die-vagina-zu-ruckbeisst-geschichten-eines-patriarchalen-mythos

Kapitel Fünf

V wie Verwurzelt

094 – 117

LITERATUR

Roxane Gay

„Hunger“

btb, 2019

SERIE

Netflix

„Big Mouth“

Staffel 3, Folge 2

Kapitel Sechs

V wie Verständnis

118 – 133

LITERATUR

Katrin Wilkens

„Ihr habt mehr verdient“

Die Zeit Nr. 43 / 2019

PODCAST

Feuer & Brot

Folge 29: „Der Umgang mit Neid: Lieben lernen oder abgewöhnen?

INTERNETSEITEN

http://www.antje-schrupp.de/neid-vortrag

https://www.tagesschau.de/faktenfinder/inland/genderpaygap-103.html

https://www.brigitte.de/liebe/persoenlichkeit/interview--so-ticken-zicken-10611126

https://www.zeit.de/wirtschaft/2018-03/ender-pay-gap-statistisches-bundesamt-geschlechtergerechtigkeit-frauen-verdienst

Kapitel Sieben

V wie Verrückt

134 – 143

LITERATUR

Liv Strömquist
„Der Ursprung der Welt"
avant, 2017

FILM

Tanja Wexler
„In guten Händen"
2011

INTERNETSEITEN

https://www.deutschlandfunkkultur.de/sexuelle-revolution-wer-zweimal-mit-derselben-pennt.976.de.html?dram:article_id=419832

https://www.spiegel.de/geschichte/erfindung-des-vibrators-bsssssssssssssssss-a-947451.html

https://www.welt.de/lifestyle/article13584984/Mit-Orgasmen-gegen-die-weibliche-Hysterie.html

https://ze.tt/meine-klitoris-ist-politisch/

Kapitel Acht

V wie Verwöhnen

144 – 159

LITERATUR

Maria Schäfgen
„Kommen Sie doch, wie Sie wollen..."
Orlanda, 2003

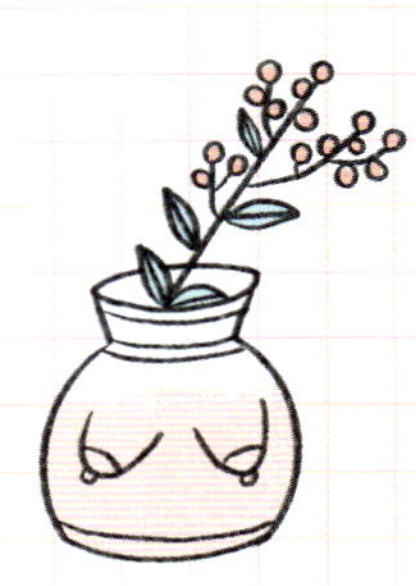

Kapitel Neun

V wie Verkehr

160 – 191

LITERATUR

Nina Brochmann,
Ellen Støkken Dahl
„Viva la Vagina!"
S. Fischer, 2018

Liv Strömquist
„Der Ursprung der Welt"
avant, 2017

Peggy Orenstein
„Girls & Sex"
mosaik, 2017

Maria Schäfgen
„Kommen Sie doch, wie Sie wollen..."
Orlanda, 2003

Kapitel Zehn

V wie Verhütung

192 – 225

LITERATUR

Nina Brochmann,
Ellen Støkken Dahl
„Viva la Vagina!"
S. Fischer, 2018

Luisa Stömer, Eva Wünsch
„Ebbe & Blut"
Goldmann, 2018

INTERNETSEITEN

https://www.aidshilfe.de/geschlechtskrankheiten

www.liebesleben.de

Kapitel Elf

V wie Verzeichnet

226 – 231

INTERNETSEITEN

https://www.welt.de/vermischtes/article195597945/Evangelischer-Kirchentag-erntet-Spott-fuer-Workshop-Vulven-malen.html

Kapitel Zwölf

V wie Vür was sich Mädchen schämen sollten

232 – 243

LITERATUR

Nina Brochmann,
Ellen Støkken Dahl
„Viva la Vagina!"
S. Fischer, 2018

SERIE

Netflix
„RuPauls Drag Race"
Staffel 11

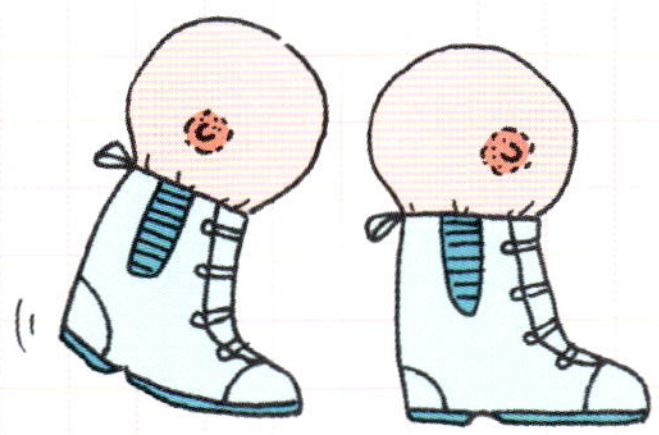

these boobs are made for walking …

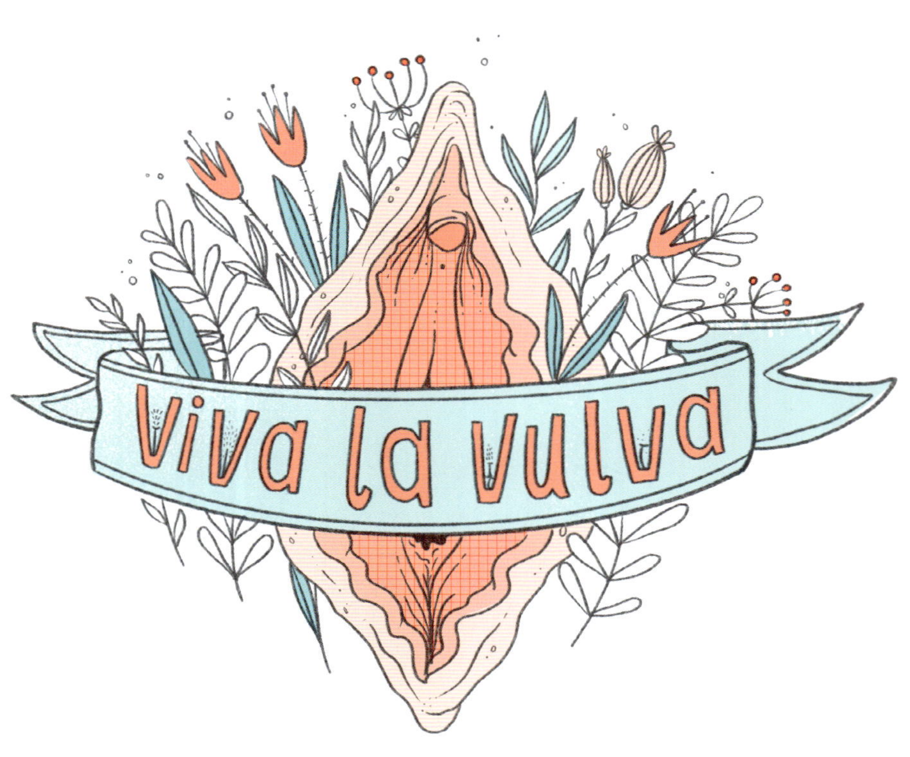
Viva la Vulva